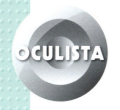 # 編集企画にあたって…

　最近の検査機器の進歩にはめざましいものがある．30年前には静的視野計は自動でなかったし，角膜形状は定性的に評価されていた．20年前に光干渉断層計（OCT）がこれだけ発展・普及するとは予想できなかったし，この10年のOCTの進化は驚くほどである．逆に言えば，消えていった検査機器は数知れないし，一昔前の検査機器は現在では実用に耐えなくなっていることが少なくない．そのなかで，変わらずにスタンダードであり続ける検査機器に細隙灯顕微鏡がある．

　もし眼科診療で使用できる機器を1つだけと限定されたら，ほとんどの眼科医は細隙灯顕微鏡を選ぶはずである．そのままでも生体顕微鏡として前眼部から中間透光体の詳細な観察に威力を発揮するが，ゴールドマン型眼圧計を使えば正確に眼圧を測定できるし，フルオレセインなど生体染色色素を用いると涙液や眼表面の微細な変化を評価できる．前置レンズや接触型レンズを使うと対象となる範囲が一気に拡がり，隅角，硝子体，網膜まで，1台で眼球を前から後ろまで詳細に観察可能となる．眼疾患の治療に用いるレーザー機器や他の検査機器にも，細隙灯顕微鏡の構造が組み込まれていることも少なくない．今回の企画では，スリットを用いた観察法とそのコツについて，5名のエキスパートの先生に解説をお願いした．

　もう1つ，細隙灯顕微鏡の凄いところは，スリットから派生した，あるいはスリットでの観察法を応用した検査機器が数多く臨床に用いられていることである．細隙灯顕微鏡の観察法の1つである鏡面反射法を応用して，涙液層や角膜内皮層の評価に特化した機器に涙液観察装置とスペキュラーマイクロスコープがある．マイボグラフィー，スリットスキャン型前眼部解析装置，前眼部光干渉断層計（OCT）は細隙灯顕微鏡の原理や特徴を一部取り入れながら，開発・発展してきた検査機器と解釈される．今回の企画の後半では，このような検査法のうち5つを取り上げ，それぞれのエキスパートに紹介と解説をしていただいた．

　前半から後半まで読み進めると，細隙灯顕微鏡のスキルアップにつながり，新しい前眼部検査機器の理解や評価が進むはずである．眼科を志して間もない医師からベテランまで，どなたが読んでも損のない内容に仕上がっているので，ぜひ通読をお奨めしたい．

2016年12月

山田昌和

KEY WORDS INDEX

和文

か
角膜移植・49
角膜混濁・49
角膜内皮細胞密度・64
角膜不正乱視・49
強膜散乱法・1
鏡面法・1
隅角鏡検査・23
広角レンズ・31
高次収差・49
後発白内障・15

さ
細隙灯顕微鏡・31
Scheimpflug 型カメラ・49
蒸発亢進型ドライアイ・37
水晶体震盪・15
水晶体偏位・15
スウェプトソース OCT・57
スペクトラルドメイン OCT・57
接触型レンズ・31
前眼部 OCT・57
前眼部光干渉断層計・23
前置レンズ・31
前房深度・23

た
対光反応・15
超音波生体顕微鏡・23
低倍率・1
ディフューザー法・1
滴状角膜・64
徹照法・1
ドライアイ・37, 44

は
非接触型レンズ・31
ブルーフリーフィルター・8
フルオレセイン・8
ブレイクアップパターン・8
平均細胞面積・64
ペンタカム・23
変動係数・64

ま
マイボーム腺・44
マイボーム腺機能不全・37, 44
マイボグラフィー・44

ら
落屑症候群・15
リサミングリーン・8
涙液干渉縞観察装置・37
涙液減少型ドライアイ・37
ローズベンガル・8
六角形細胞出現率・64

欧文

A, B
ADDE・37
after cataract・15
anterior chamber depth・23
anterior segment optical coherence tomography・23
anterior segmental optical coherence tomography・57
aqueous deficient dry eye・37
blue-free filter・8
breakup pattern・8

C, D
CD・64
cell density・64
coefficient variation・64
contact lens・31
corneal irregular astigmatism・49
corneal opacity・49
corneal transplantation・49
CV・64
diffuser・1
dry eye・37
dry eye disease・44

E, F, G
EDE・37
evaporative dry eye・37
exfoliation syndrome・15
fluorecein・8
gonioscopy・23
guttata cornea・64

H, L
higher order aberration・49
lens dislocation・15
light reflex・15
lissamine green・8
low magnification・1

M, N
MCV・64
mean cellular volume・64
meibography・44
meibomian gland・44
meibomian gland dysfunction・37, 44
MGD・37
non-contact lens・31

P
Pentacam・23
percentage of hexagonal cells・64
phacodonesis・15
preplaced lens・31

R, S
retroillumination・1
rose bengal・8
Scheimpflug camera・49
scleral scatter technique・1
slit-lamp microscope・31
spectral-domain OCT・57
swept-source OCT・57

T, U, W
tear interferometry・37
ultrasound biomicroscope・23
wide-angle lens・31

WRITERS FILE
(50音順)

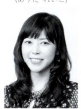

有田 玲子
(ありた れいこ)

- 1994年 京都府立医科大学卒業
- 2001年 同大学大学院博士課程修了
- 2002年 慶應義塾大学眼科, 助手
- 2005年 伊藤医院眼科, 副院長
- 2007年 東京大学眼科, 臨床研究員
- 2011年 慶應義塾大学眼科, 講師(非常勤)

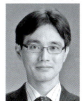

蕪城 俊克
(かぶらき としかつ)

- 1992年 東京大学卒業
  同大学医学部附属病院眼科入局
- 1993年 武蔵野赤十字病院眼科
- 1995年 東京大学医学部附属病院眼科, 助手
- 1997〜2001年 同大学大学院(眼科学)
- 2001年 同大学医学部附属病院眼科, 助手
- 2007年 同, 講師
- 2016年 同, 准教授

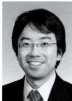

羽藤 晋
(はとう しん)

- 1998年 慶應義塾大学卒業
  同大学眼科, 助手
- 2002年 同大学眼科, 助手
- 2005年 東京医療センター・感覚器センター, 医員
- 2008年 慶應義塾大学眼科, 助教
- 2009年 同大学医学部総合医科学研究センター, 研究員
- 2011年 同大学眼科, 助教
- 2013年 同, 特任講師

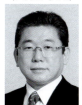

井上 真
(いのうえ まこと)

- 1989年 慶應義塾大学卒業
  同大学眼科入局
- 1994年 杏林大学医学部眼科に国内留学
- 1997〜99年 米国デューク大学アイセンターに留学
- 2000年 慶應義塾大学眼科, 助手
- 2003年 同, 専任講師
- 2007年 杏林大学眼科, 准教授
- 2014年 同, 教授

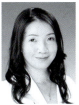

小室 青
(こむろ あおい)

- 1992年 大阪医科大学卒業
  京都府立医科大学眼科入局
- 1993年 愛生会山科病院眼科
- 1995年 京都府立医科大学大学院入学
- 1997年 米国メイヨクリニック, 研究員
- 1999年 京都府立医科大学大学院修了
  洛和会丸太町病院眼科
  西陣病院眼科, 部長
- 2011年 四条烏丸眼科小室クリニック, 院長
  京都府立医科大学, 客員講師

堀 裕一
(ほり ゆういち)

- 1995年 大阪大学卒業
  同大学眼科入局
- 2001年 米国ハーバード大学スケペンス眼研究所, 研究員
- 2006年 大阪大学眼科, 助手(助教)
- 2009年 東邦大学医療センター佐倉病院眼科, 講師
- 2011年 同, 准教授
- 2014年 同大学医療センター大森病院眼科, 教授

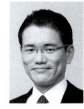

大鳥 安正
(おおとり やすまさ)

- 1988年 近畿大学卒業
- 1995年 大阪大学医学部医学研究科博士課程修了
- 1996年 米国エール大学眼科, 研究員
- 1998年 大阪大学大学院医学系研究科眼科, 助手
- 2002年 同, 講師
- 2007年 大阪医療センター眼科, 科長
- 2010年 大阪大学医学部眼科, 臨床教授
- 2011年 富山大学医学部眼科, 非常勤講師
- 2015年 大阪医療センター統括診療部, 外来診療部長

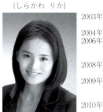

白川 理香
(しらかわ りか)

- 2001年 東京女子医科大学卒業
  亀田総合病院, 初期研修医
- 2003年 東京大学医学部附属病院眼科入局
- 2004年 旭中央病院眼科
- 2006年 米国ワシントン大学眼科角膜リサーチフェロー
- 2008年 さいたま赤十字病院眼科
- 2009年 東京大学医学部附属病院
  東芝病院眼科
- 2010年 東京大学大学院医学系研究科外科学専攻眼科学
- 2015年 同大学医学部附属病院眼科・視覚矯正科, 助教

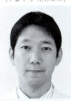

山口 剛史
(やまぐち たけふみ)

- 2002年 慶應義塾大学卒業
  同大学病院眼科入局
- 2007年 同大学医学部, 助教
- 2011年 米国 Harvard Medical School, Immune Disease Institute, Massachusetts Eye and Ear, Researcher
- 2013年 東京歯科大学市川総合病院眼科, 助教
- 2014年 同, 講師

戸田良太郎
(とだ りょうたろう)

- 2000年 広島大学眼科入局
- 2009年 大阪大学眼科に国内留学
- 2011年 広島大学帰局
- 2012年 学位取得
- 現在 広島大学病院眼科, 助教

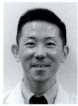

山田 昌和
(やまだ まさかず)

- 1986年 慶應義塾大学卒業
  同大学眼科入局
- 1993年 米国デューク大学アイセンター, 研究員
- 1995年 慶應義塾大学眼科, 助手
- 1997年 同, 専任講師
- 2003年 国立病院機構東京医療センター感覚器センター, 部長
- 2013年 杏林大学眼科, 教授

見えるわかる 細隙灯顕微鏡検査

編集企画／杏林大学教授　山田昌和

スリットランプを用いた前眼部の観察……………………………………堀　　裕一　　1

細隙灯顕微鏡検査での前眼部の観察では，まず低倍率・ディフューザー法での観察から始めて，眼瞼や結膜全体を俯瞰し，その後，倍率を上げて観察することが重要である．

生体染色で拡がる涙液・眼表面の世界………………………………………小室　　青　　8

眼表面の生体染色には，フルオレセイン，ローズベンガル，リサミングリーンが用いられる．これらの色素の染色特性を理解し用いることは，眼表面疾患の診断に有用である．

スリットを用いた虹彩，水晶体の観察……………………………………蕪城　俊克　　15

水晶体の観察や詳細な眼底の観察には散瞳が必要であるが，散瞳によって対光反応や虹彩表面の観察，隅角検査は困難となるため，散瞳前に行う必要がある．

スリットを用いた前房・隅角の観察………………………………………大鳥　安正　　23

前房・隅角を自分の目で見るスキルをもつことで眼科診療はより楽しくなる．特に，隅角は緑内障診断の決め手となる所見が隠されていることが多い．

スリットを用いた網膜硝子体の観察………………………………………井上　　真　　31

前置レンズを用いて細隙燈顕微鏡で眼底を立体的に観察する．前置レンズには非接触型と接触型がある．詳細な眼底観察には接触型が優れ，非接触型レンズは検査が簡便である．

Monthly Book OCULISTA

編集主幹／村上 晶　高橋 浩

No.46 / 2017.1 ◆目次

CONTENTS

涙液観察装置…………………………………………有田　玲子　37

　Tear interferometry には涙液油層を定量的に測定する検査と定性的に評価する検査がある．これは涙液液層の評価と合わせてドライアイの病態の解明，診断や治療のモニタリングに有用である．

マイボグラフィー……………………………………白川　理香　44

　2008 年に赤外光を用いた非接触型マイボグラフィーが開発され，マイボーム腺観察が格段に簡便になり，その形態と機能に関する研究が盛んに行われるようになっている．

スリットスキャン型前眼部解析装置………………山口　剛史　49

　スリットスキャン型角膜形状解析は非侵襲的で正確な角膜形状解析が可能で，多彩なソフトウェアを搭載しているため，日常診療だけでなく臨床研究にも非常に有用な検査機器である．

前眼部 OCT…………………………………………戸田良太郎ほか　57

　OCT は，短時間に多くの情報を得ることができ，前眼部疾患の診断と重症度の定量化だけでなく，手術計画や手術後評価に有用な装置である．また，非接触で操作性が良くコメディカルでも検査が行えるが，検査結果が治療方針に直結するため，検査目的や撮影部位を診察医と検査員の間で共有し，結果の正確性を確認することが重要である．

スペキュラーマイクロスコープ……………………羽藤　晋　64

　スペキュラーマイクロスコープで検査を行ったときの異常所見の診かたと，表示される各パラメーターについての意味と解釈の仕方をまとめた．

- Key words index ……………………… 前付2
- Writers File …………………………… 前付3
- FAX 専用注文書 ……………………… 72
- バックナンバー 一覧 ………………… 73
- MB OCULISTA 次号予告 …………… 74

「OCULISTA」とはイタリア語で眼科医を意味します．

Monthly Book OCULISTA

診療に役立つ眼科実践月刊誌

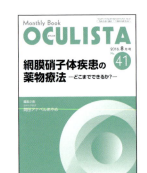

編集主幹 村上 晶（順天堂大学教授） 高橋 浩（日本医科大学教授）
B5判

"さっと開いてすぐに役立つオクリスタ" 5大特長

① 総特集形式　毎号1つのテーマを全ページにわたって徹底解説！
② すぐ役立つ　日々の診療に役立つ、教科書とは違う"実践的"MOOK！
③ 蓄積と更新　新進気鋭の執筆陣による、最新情報も含めた解説が満載！
④ 揃えて便利　特集タイトルから、知りたいことをさっと調べられる！
⑤ オールカラー　写真、図、表を多く用いたわかりやすい展開！

年間定期購読受付中！（送料弊社負担）

**2017年から増大号発行スタート！
注目のトピックを大ボリュームで徹底特集！**

2017年年間購読料	41,040円（税込）：通常号 11 冊　増大号 1 冊	(No. 46～57)
2016年年間セット	38,880円（税込）：通常号 12 冊	(No. 34～45)
2015年年間セット	38,880円（税込）：通常号 12 冊	(No. 22～33)
2014年年間セット	38,880円（税込）：通常号 12 冊	(No. 10～21)
2013年年間セット	29,160円（税込）：通常号 9 冊	(No. 1～9)

通常号 1 冊：定価 3,240 円（3,000 円＋税）　増大号 1 冊：定価 5,400 円（5,000 円＋税）

No. 45　2016年12月号
How to 水晶体再建
編集
鈴木久晴（日本医科大学武蔵小杉病院）

- 白内障手術における感染予防の実際
- 症例による PEA 装置の設定の仕方と使い分け
- 切開創作成
- より正確な CCC 作成のコツ
- 症例による粘弾性物質の使い分け
- 核分割・処理
- 眼内レンズ計算式の選択と注意点
- 眼内レンズの選択法
- 角膜内皮保護の実際と工夫
- フェムトセカンドレーザー白内障手術の導入と実際

No. 44　2016年11月号
眼科医のための救急マニュアル
編集
高橋春男（昭和大学）

- 強角膜・結膜の救急疾患
- 早い診断・治療の必要な眼瞼腫瘍
- ぶどう膜炎の救急
- 網膜・硝子体の救急
- 視神経疾患の救急
- 眼窩疾患の救急
- 物理的眼外傷
- 薬物による眼科救急
- 災害時の眼科救急

No. 43　2016年10月号
色覚異常の診療ガイド
編集
市川一夫（中京病院/中京眼科視覚研究所）

- 色覚検査が事実上の廃止になった経緯と二度と誤らないために知っておきたい色覚異常のこと
- 仮性同色表
- 色相配列検査
- アノマロスコープ、ランタンテスト
- 遺伝
- 先天色覚異常の色誤認
- 学校での対応
- 先天色覚異常のカウンセリング
- 先天色覚異常の職業適性
- 色覚バリアフリー

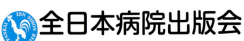

全日本病院出版会
〒113-0033　東京都文京区本郷 3-16-4　Tel：03-5689-5989
http://www.zenniti.com　Fax：03-5689-8030

お求めはお近くの書店または弊社 HP まで

特集／見えるわかる 細隙灯顕微鏡検査

スリットランプを用いた前眼部の観察

堀 裕一[*]

Key Words: 低倍率 (low magnification), ディフューザー法 (diffuser), 鏡面法, 強膜散乱法 (scleral scatter technique), 徹照法 (retroillumination)

Abstract: 細隙灯顕微鏡 (スリットランプ) は我々眼科医が最初に習得する診察機械であり, 毎日使用するものである. スリットランプ 1 台でさまざまな前眼部の観察が可能であるが, 大切なことは「まずは低倍率・ディフューザー法での観察から」始めて, 眼瞼や結膜全体を俯瞰して観察することが重要である. その後に, 患者の状態に合わせて高倍率や, スリット光での断面観察, 間接法などへ進めていかなければならない. 最近は電子カルテ化が進み, スリットランプでの所見を画像として残しておけるようになった. 画像で記録を残しておくことで, 経過観察や治療効果の判定を客観的に行えるようになった. また, 複数の医師との症例検討のディスカッションや患者への説明においても, スリットランプを用いて正確に前眼部を観察, 記録しておくことが重要である.

はじめに

細隙灯顕微鏡 (スリットランプ) は我々眼科医が毎日使用する眼科検査機器であり, 眼科医になって最初に習得するのがスリットランプの扱いである. スリットランプの扱いなんて慣れている, と思われるであろうが, ここはあえて, スリットランプを用いた前眼部診察の基本を述べたいと考える. 眼科 1 年生に戻ったつもりで, スリットランプの扱い方について知識の整理をしていただきたい.

直接観察法と間接観察法

まず, スリットランプでの前眼部観察では, 大きく 2 つの観察法がある. それは, 直接観察法と間接観察法と呼ばれる. 直接観察法とは, 文字どおりスリット光を直接病変にあてて観察する方法であり, 間接観察法とは直接スリット光をあてて病変を見るのではなく, スリット光を駆使して間接的に病変を強調させることで直接観察法では描出しにくい病変を観察する方法である. まずは, 直接観察法について述べる.

直接観察法には平面観察と断面観察がある. 平面観察には, 拡散板を用いたディフューザー法 (拡散照明法) があり, 前眼部の全体像を捉えることを目的とする. 一方, 断面観察は, 細隙光 (スリット光) を用いて角膜の断面を観察する. 断面を観察するにはスリット光は斜めからあてる必要があるが, 照射角が大きければ角膜の断面幅 (観察できる角膜の厚み) は大きくなり, 照射角が小さければ断面幅は小さくなる. 通常の診察では, スリット光の角度は 20〜30°を使用する. ただし, 角膜の病変を記録に残したり, 写真に撮ったりする場合には 40°程度に角度をつけて断面幅を広くしたほうが, より良い画像が得られる.

---

[*] Yuichi HORI, 〒143-8541 東京都大田区大森西 6-11-1 東邦大学医療センター大森病院眼科, 教授

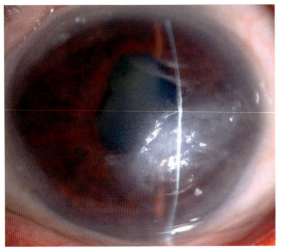

図1. 左眼の真菌性角膜炎(79歳, 女性)
かなり昔の脳外科手術後で左上眼瞼耳側が引きつれて挙上したままになっており, 兎眼状態からの角膜感染症

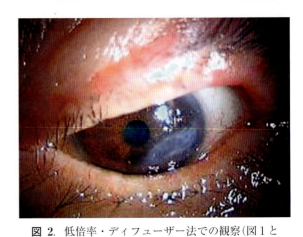

図2. 低倍率・ディフューザー法での観察(図1と同一症例)
まずは, 低倍率・ディフューザー法で眼瞼や結膜の状態を把握する.

低倍率 ⟷ 高倍率

ディフューザー　　ディフューザー・スリット光　　スリット光

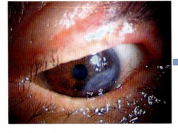

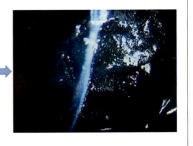

観察のポイント

外眼部の状態
- 眼瞼・睫毛の状態
- マイボーム腺
- まばたきの状態
- 充血・眼脂

角結膜の状態
- 角膜混濁の範囲
- 浸潤・瘢痕の判別
- 前房炎症の有無
- 潰瘍の有無
- 上皮欠損の有無
  (フルオレセイン染色)

細部の観察
- 角膜混濁の深さ
- 角膜菲薄化の程度
- 角膜後面沈着物

図3. スリットランプにおける前眼部観察法
最初は低倍率・ディフューザー法から始めて, 徐々に倍率を上げていく.

まずは, ディフューザー法で低倍率から！

スリットランプを用いた前眼部の観察には順序がある. 角膜感染症などで角膜混濁を見つけると, スリットで切ってみてその深さを把握したい！拡大してよく見てみたい！とついつい思ってしまいがちである. しかしながら, まずは,「ディフューザー法で低倍率から」が基本であり, これから観

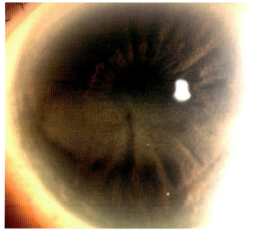 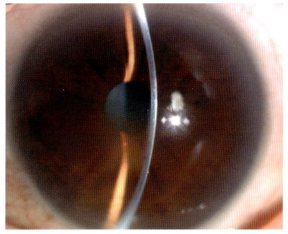

| a | b |

図 4. 帯状角膜変性
a はスクレラルスキャッタリング法(後述). b はスリット光での観察. 角膜上皮下にカルシウムの沈着による角膜混濁が存在している.

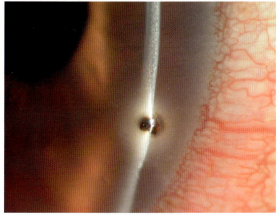 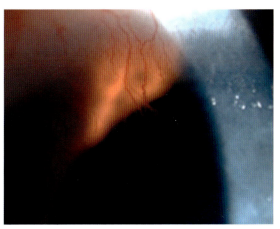

図 5. 鉄片異物
高倍率のスリット光観察にて, 異物の深さや浸潤の広がりや深さを把握する.

図 6. 間接照明法
やや幅の広いスリット光を虹彩にあてることで血管の走行を浮かび上がらせている.

察するくせをつけておくのがよい. 例を挙げると, 図 1 は真菌による角膜感染症の患者である. この写真だけみると, 角膜傍中心部の角膜潰瘍, 角膜混濁, 角膜菲薄化などがみられる. しかしながら, 同じ患者の低倍率の写真(図 2)をみると, 上眼瞼が引きつれて上がっているのがわかる(筆者が自分の指で挙上させているわけではない). 実は, この患者は昔の脳神経外科の手術後で, 上眼瞼が引きつれを起こし挙上しており, 閉瞼不全から角膜感染症となった患者である. まずは低倍率・ディフューザー法にて眼瞼の状態, 結膜の状態, 瞬目の状態をしっかり観察するのが大事であり, それから, 拡大率を上げて観察し, またスリット光を用いて断面観察を行うのがよい. 図 3 に簡単にスリットランプでの診察の流れを示した.

断面観察では病変の深さをチェック！

低倍率のディフューザーから観察を始めて, 角膜に病変があることがわかった後は, いよいよ角膜病変をスリット光で観察することになる. このときの注意点は, 病変(もしくは見たいもの)が角膜のどの深さにあるかを把握することである. 単に「角膜が混濁している」ではなく, その混濁が「角膜のどの深さにあるか」が重要であり, 病変の深さを把握することは, 診断・治療を行うために必須である. 図 4 は帯状角膜変性による角膜混濁で

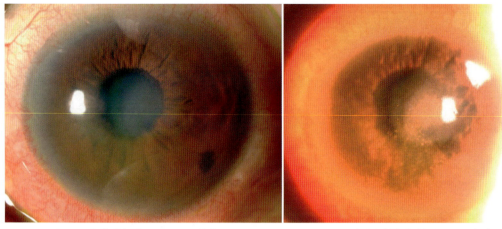

図 7. 実質型角膜ヘルペスに対するスクレラルスキャッター法（強膜散乱法）を用いた観察 a|b
ディフューザー法(a)に比べてスクレラルスキャッター法(b)のほうが，実質混濁や角膜後面沈着物がはっきりと写真に写っている．

あるが（図 4-a），スリット光での観察を行うと平面観察ではわからなかった病変部の深さ（この症例では上皮下の混濁）を把握することができる（図 4-b）．また，図 5 は鉄片異物であるが，スリット光を用いることで，異物が角膜のどの深さまで入り込んでいるかを把握できる．

特殊な観察法（撮影法）をマスターしよう！

角膜病変の治療経過を追っていくには，平面観察で撮影を行い，記録として残していくことが重要である．最近では電子カルテ化も進み，スリットランプで観察している映像を静止画として電子カルテに残せるようになった．きれいな写真を撮るにはフォトスリットランプシステムが有用であるが，通常の診察用スリットランプと CCD カメラでもある程度のクオリティの撮影が可能であり，治療経過の経時的な把握や症例検討におけるディスカッションにおいては，ある程度の撮影法をマスターしておくほうがよいと考える．直接観察法によるディフューザー法を用いた平面撮影で通常の診療では問題ないが，特殊な角膜疾患の中には間接観察法を駆使して撮影するほうが適しているものも存在する．以下に各々を紹介する．

1．間接照明法

角膜への血管侵入などを撮影する場合，スリット光やディフューザーでは病変を把握しにくい．このような場合は，照明光を虹彩や水晶体表面に

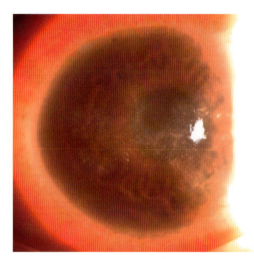

図 8. アカントアメーバ角膜炎（スクレラルスキャッター法）
角膜中央部に偽樹枝状病変がみられ，周辺部には放射状角膜神経炎がみられる．

あてて，角膜病変を，そのあてた照明の上（前方）に位置させて観察する間接照明法が便利である（図 6）．図 6 は角膜感染症における血管侵入であるが，やや幅の広いスリット光を虹彩にあてることで血管の走行を浮かび上がらせている．

2．スクレラルスキャッター法（強膜散乱法）

角膜輪部付近の強膜に光をあてると角膜実質内を光の反射が光ファイバーのように伝播していく．このとき，角膜の病変や混濁が乱反射により淡く浮き上がったようにみられるのがスクレラルスキャッター法（強膜散乱法）である．本方法は，単に光を輪部にあてるのではなく，スリットラン

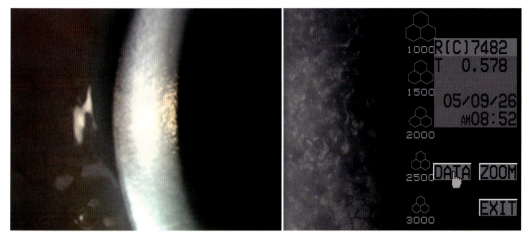

a|b　図 9. フックス角膜内皮ジストロフィ
鏡面法（a）により，滴状角膜が観察できる．b は同患者の角膜内皮スペキュラー所見

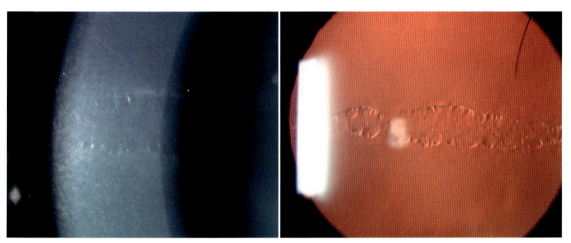

a|b　図 10. Posterior corneal vesicle（PCV）におけるレトロイルミネーション法（徹照法）
PCV は角膜内皮の変性であり，遺伝性・両眼性疾患である後部多形成角膜ジストロフィ（posterior polymorphous corneal dystrophy）と同様の所見を呈するが，本疾患は非家族性，片眼性である．幅広スリット光による直接観察法（a）に比べて徹照法（b）のほうが病変全体を把握するのに有利である．

プのプリズムヘッドの角度を変えてスリット光を角膜輪部寄りにあて，スリット幅をやや広めにすることがコツである．スクレラルスキャッター法ができるようになると直接観察では得られない所見が得られるようになるため，ぜひともマスターしておきたい（図 7, 8）．特に図 8 にあるようにアカントアメーバ角膜炎における放射状角膜神経炎の観察や撮影には有利である．

3．鏡面法

角膜内皮細胞を観察する方法である．少し幅のあるスリット光を斜めからあて，角膜内皮面で反射させると角膜内皮の鏡面像を観察することが可能となる．スリットランプの倍率は最大（25 倍）にする必要がある．滴状角膜などの異常角膜内皮のみならず（図 9），練習を積めば正常のモザイク状の角膜内皮も観察することができる．

4．レトロイルミネーション法（徹照法）

前述の間接照明法と似ているが，スリット光を眼球内に投射し，眼底からの反帰光を利用して角膜や水晶体の混濁や病変を観察する方法である．直接観察では捉えにくい病変の観察に適している．一般的に，反帰光が最も明るくなる角度は視神経乳頭を照射した角度であるといわれている．光がうまく返ってくるようにスリット光の角度を

調節する.照射するスリット光は,細く小さく(縦の長さを短くする)し,瞳孔縁に光をもっていくと良い画像が得られる(図10).

さいごに

スリットランプを用いた前眼部診察は眼科診療の基本である.繰り返すが,まずは低倍率でディフューザー法を用いて全体像を捉えることが重要である.それから徐々に倍率を上げ,スリット光を駆使し,さらには応用編として特殊な観察法を行っていく.さまざまな観察方法を身につけることで,今まで気づかなかった前眼部の病変が見えてくるかもしれない.皆さんも明日からさまざまな方法でスリットランプでの前眼部観察をトライしてみてください.

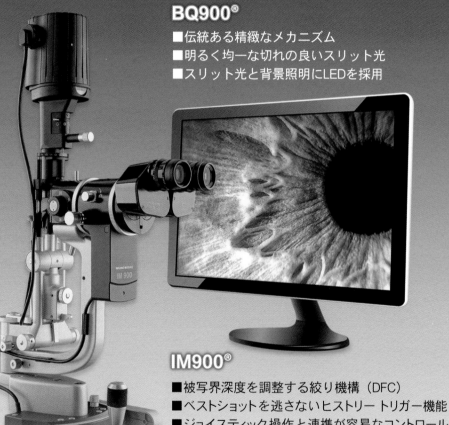

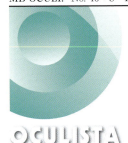

特集／見えるわかる 細隙灯顕微鏡検査

生体染色で拡がる涙液・眼表面の世界

小室 青*

Key Words : フルオレセイン (fluorecein), ローズベンガル (rose bengal), リサミングリーン (lissamine green), ブルーフリーフィルター (blue-free filter), ブレイクアップパターン (breakup pattern)

Abstract : 眼表面疾患を診断するうえでは, 生体染色検査は必須である. 生体染色色素としては, フルオレセイン, ローズベンガル, リサミングリーンの3種類がある. これらの色素の染色特性は異なることから, それぞれの特性を理解して用いることが重要である. フルオレセイン染色は, 角結膜上皮障害の評価だけでなく, 涙液層の動的な観察も可能であり, 涙 BUT (tear film breakup time : BUT) の測定や, breakup pattern の評価にも用いられ, ドライアイの病態把握に有用である. 観察時にブルーフリーフィルターを用いることで, 病変のより詳細な観察が可能である. ローズベンガルとリサミングリーンは,同様の染色特性を有し結膜上皮障害の観察に有用である. ローズベンガルは, 光毒性を有し, 眼刺激が強いことから, リサミングリーンが使わるようになってきている. 生体染色は, 眼表面疾患の診断や鑑別診断に必須である.

はじめに

一般眼科診療で用いられる代表的な生体染色には, フルオレセイン, ローズベンガル, リサミングリーンがあるが, この中でもフルオレセインが最もよく使用されている. 本稿では, それぞれの染色の特徴と, フルオレセイン染色による眼表面と涙液の観察のポイントについて解説する.

染色色素の特徴(表1)[1~3]

1. フルオレセイン

臨床的には, フルオレセインナトリウム(分子式 $C_{20}H_{10}Na_2O_5$, 分子量 376.275)が用いられる. 約 490 nm(青色光)の最大吸収波長を有し, 最大放出蛍光波長は, 520〜530 nm(緑色光)である.

細隙灯顕微鏡による観察時は, コバルト励起フィルターを通した青色光を眼表面に当て, 励起された黄緑色蛍光色を観察する. 520 nm 以上の波長の光を選択的に透過させる黄色のブルーフリーフィルター(530 nm 付近)や青色の光をカットするイエローフィルター(580 nm 付近)を通して観察すると, 反射してくる青色光がカットされ, コントラストが高くなり, 病変をより明瞭に観察することができる. 特に結膜上皮では, バリア機能が角膜に比して弱く結膜上皮下にフルオレセインが拡散され背景蛍光が増加するのに加え, 強膜でのコバルトブルー励起光の散乱と励起される強膜の自発蛍光のためコントラストが弱くなり, 上皮障害の観察が難しい. ブルーフリーフィルターを用いるとコントラストが強くなり, 軽微な上皮障害でも観察が可能となる[4](図1).

2. ローズベンガル

ローズベンガル(分子式 $C_{20}H_2Cl_4Na_2O_5$, 分子量

---

* Aoi KOMURO, 〒604-8152 京都市中京区手洗水町 652 烏丸ハイメディックコート 4 階 四条烏丸眼科小室クリニック, 院長

表 1. 各生体染色の特徴(文献 1～3 より改変)

	フルオレセイン	ローズベンガル	リサミングリーン
色	黄	赤	緑
光毒性	−	＋	−
変性もしくは障害された細胞	−	＋	＋
ムチンで覆われていない正常細胞	−	＋	−
ムチンで覆われた正常細胞	−	−	−
染色の臨床的特徴	破綻した細胞間隙を染色 上皮バリアの障害	ムチンで覆われていない細胞を染色(正常細胞でもムチンに覆われていなければ染まる)	変性もしくは障害細胞

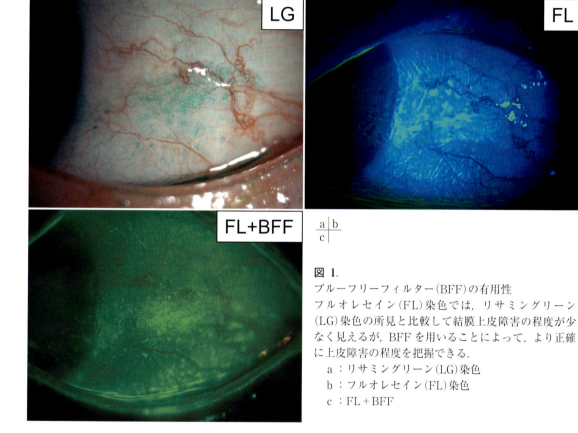

図 1.
ブルーフリーフィルター(BFF)の有用性
フルオレセイン(FL)染色では,リサミングリーン(LG)染色の所見と比較して結膜上皮障害の程度が少なく見えるが,BFF を用いることによって,より正確に上皮障害の程度を把握できる.
 a:リサミングリーン(LG)染色
 b:フルオレセイン(FL)染色
 c:FL＋BFF

1017.64)は,赤色の色素で,ムチンで被覆されていない角膜上皮を染色すると考えられている.特に球結膜の上皮障害の検出に優れており,ドライアイや上輪部角結膜炎の診断に有用であり(図 2),Sjögren が紹介して以来,Sjögren 症候群の診断に必須の検査として用いられてきた.しかしながら染色時の刺激が強く,光毒性を有するため,近年ではあまり使用されておらず,リサミングリーンに取って代わられてきている.専用の試験紙があるが,我が国では,試験紙が市販されておらず,自家調製(0.5～1%)が必要である.試験紙を用いる場合には,数滴生理食塩水を滴下し,投与する必要がある.染色前には点眼麻酔を行い,眼瞼皮膚の染色に注意する.染色が長時間残存するため,観察後はすぐに洗い流すようにする.

3.リサミングリーン

リサミングリーン(分子式 $C_{27}H_{25}N_2NaO_7S_2$,分子量 576.61)は,濃緑色の色素で,変性した上皮

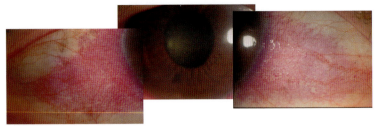

図 2. Sjögren 症候群におけるローズベンガル染色
高度に結膜が染色されている.

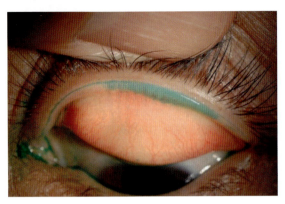

図 3. Lid wiper epitheliopathy
リサミングリーンで上眼瞼の lid wiper 領域(異物溝前方の眼瞼縁の眼瞼結膜)が,帯状に染色されている.

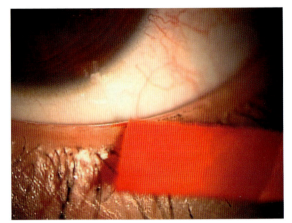

図 4. フルオレセイン試験紙での染色法
よく振って水分をきった試験紙を,眼瞼縁に平行に軽く接触させ染色する.

を染色するとされている.臨床的には,ローズベンガルとほぼ同様の染色性をもち,球結膜の上皮障害の検出に優れており,眼瞼結膜の観察にも有用である(図3).専用の試験紙があるが,本邦では,試験紙が市販されておらず,自家調製(1%)が必要である.試験紙を用いる場合には,数滴生理食塩水を滴下し,投与する必要がある.刺激性は少なく,点眼麻酔は不要である.眼瞼皮膚や結膜の染色が長時間残存するため,観察後はすぐに洗い流すようにする.

細隙灯顕微鏡による観察

1. フルオレセインの染色法

染色法には,フルオレセイン試験紙を用いる方法,マイクロピペットで投与する方法,フルオレセイン点眼,硝子棒を用いる方法など,さまざまな方法がある.侵襲が少なく(反射性流涙を起こさない),簡便に外来で行える方法は,以下の通りである.フルオレセイン試験紙に点眼液を2滴たらし,試験紙をよく振って水分を十分にきり,試験紙を下眼瞼のメニスカスのエッジに軽く触れて染色する(図4).フルオレセインの至適濃度は0.1%程度であり,フルオレセイン溶液が入りすぎ濃くなりすぎると,クエンチング(蛍光強度の減少)といった現象が生じうる.フルオレセイン入り点眼による染色も外来でよく用いられている方法であるが,余剰な水分が入ってしまうため,涙液の breakup および微細な上皮障害の観察や,涙液量の目安である涙液メニスカスの高さの正確な評価が困難となる(図5).またフルオレセイン試験紙を用いる方法でも,試験紙が結膜に強く接触すると,刺激による反射性流涙を生じ,涙液の状態の正確な情報を得ることができないので,注意が必要である.

フルオレセイン染色後の観察は,涙液,角結膜の観察の順に行い,眼瞼接触によりマイボーム腺脂や涙液の反射性分泌を生じうるため,眼瞼や眼瞼に隠れた部分の観察は,最後に行う.

2. 涙液の観察

染色後数回瞬目させ,フルオレセインを眼表面にまんべんなく拡散させる.まず涙液メニスカスの高さを観察し,涙液貯留量を評価する.次に瞬

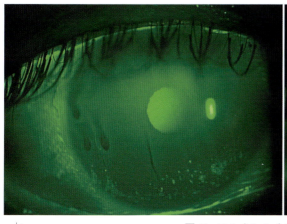 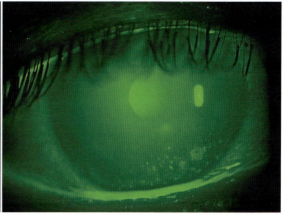

図 5. フルオレセイン染色法による違い
a：フルオレセイン試験紙による染色
b：フルオレセイン入り点眼による染色
フルオレセイン点眼による染色では，涙液量が増え，メニスカスが高くなるとともに，
涙液の安定性も変化し spot break や微細な上皮障害が観察できない．

目毎の涙液の上方への動きの速度を観察する．涙液量が十分にあると，伸展速度は早く，涙液量が少ないと，伸展速度が遅くなり，伸展も上方まで十分に伸展しない．次に涙液層の breakup を観察するが，breakup pattern を観察するポイントは，患者に「まず目を閉じてください．ぱっと目を開けて，そのまま目を開けたままにしてください」と指示し，完全閉瞼と素早い開瞼を促すことである．このことにより再現性よく breakup pattern を観察することができる．Breakup pattern の観察とともに，BUT も測定する．BUT は，breakup が角膜全体のどこかに起きた時を電子メトロノームやストップウォッチを用いて正確に測定し，3 回測定して平均をとる．観察時には，反射性流涙を避けるために，観察光や開瞼維持による刺激が起こらないように注意する．

Breakup pattern の分類については，横井によって詳細な報告がなされており，area break, spot break, line break, dimple break, random break の 5 つに分類される[5)6)]．Breakup pattern を観察する場合には，breakup の起こるタイミング（開瞼直後，フルオレセインの上方移動中，フルオレセインの上方移動終了後＝涙液層の完成後），breakup の起こる部位，形状（面状，円形，線状）などに留意して観察する（表 2）．Breakup pattern を観察することによって，表層上皮の水濡れ性が低下している狭義の BUT 短縮型ドライアイ（spot break, dimple break），涙液減少型ドライアイ（line break, area break），蒸発亢進型ドライアイ（random break）に大きく分類することができる．Spot break は，開瞼直後の特徴的な類円形の breakup（BUT＝0 秒）であるが，上皮障害を伴わないことが多く，適切なフルオレセイン染色が行われていないと，spot break が観察されず BUT 短縮型ドライアイを見逃すことがあり注意が必要である．

3．眼表面の観察

角結膜上皮障害の観察，角膜上皮の不整（再発性角膜びらん，上皮の侵入など），隆起性病変の有無（結膜弛緩，瞼裂斑など）について観察する（図 6～8）．薬剤性角膜上皮障害では，角膜上皮障害は強いが，ほとんど結膜上皮障害を認めず，涙液減少型ドライアイでは，結膜上皮障害が角膜上皮障害より強いため，結膜上皮障害の観察は，両者の鑑別に有用である[7)]（図 9）．また薬剤性角膜上皮障害に特徴的な角膜所見として，epithelial crack line（ひび割れ状の所見）と delayed staining（バリア機能の低下によりフルオレセインが角膜内にしみこんだような所見）が挙げられる（図 10）．Delayed staining は，糖尿病角膜上皮症，ソフトコンタクトレンズ（SCL）装用後の上皮障害，膠様滴状角膜ジストロフィーなどでもみられることがあ

表 2. フルオレセイン染色による breakup 分類（文献 5, 6 より改変）

Breakup pattern		Break の形	タイミング	部位	角結膜上皮障害	病態
Area		面状	開瞼直後	全面	＋＋＋	涙液減少（重症）
Spot		(類)円形	開瞼直後	中央～上方	－～＋	角膜最表層上皮面の水濡れ性低下
Line		線状	フルオレセインの上方移動中	下方	＋～＋＋	涙液減少（軽度～中等症）
Dimple		(類)線状	フルオレセインの上方移動中	中央	－～＋	角膜最表層上皮面の水濡れ性低下
Random		不定形	フルオレセインの上方移動終了後	不定	－～＋	蒸発亢進

Breakup pattern を観察することにより眼表面（涙液層および表層上皮）を層別に診断（tear-film oriented diagnosis：TFOD）し，層別の治療（tear-film oriented treatment：TFOT）へとつなげることができる．

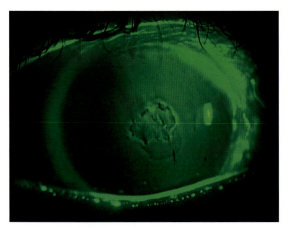

図 6. 再発性角膜びらん
上皮びらん改善後も，上皮の接着不良部位がレリーフ状に観察される．

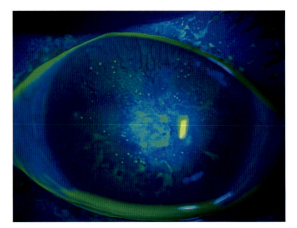

図 7. 眼類天疱瘡
フルオレセインの透過性の高い結膜上皮が角膜全周から侵入している．

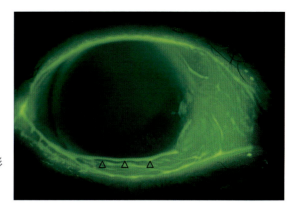

図 8.
結膜弛緩症
結膜弛緩症の範囲や程度，異所性メニスカスの形成(△)が明瞭に観察される．

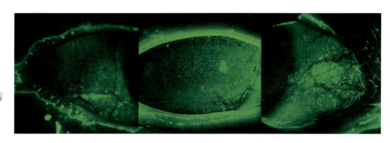

図 9.
薬剤性角膜上皮障害
高度の角膜上皮障害を認めるが，結膜上皮障害はほとんど認めない．

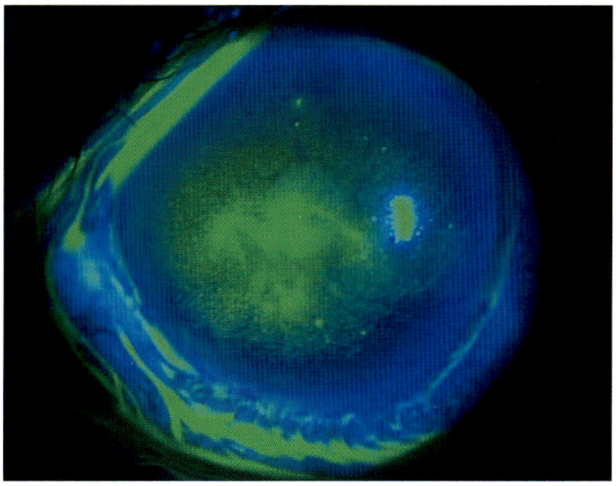

図 10.
薬剤性角膜上皮障害に特徴的な角膜所見
高度の SPK と epithelial crack line（ひび割れ状の所見）および delayed staining を認める．

る．

4．眼瞼接触を伴う観察

マイボーム腺機能不全，皮膚粘膜移行部(MCJ)の観察，lid-wiper epitheliopathy，眼瞼下に隠れている角膜糸状物（図 11），上方の結膜弛緩，上輪部角結膜炎（図 12），眼類天疱瘡の有無などについて確認する．

おわりに

3種類の生体染色の染色原理や特性について解説した．現在リサミングリーンやローズベンガルは，国内で入手できる試験紙がなく，自家調整が必要であり，日常診療で用いるにはハードルが高いが，フルオレセイン染色では，ブルーフリーフィルターを併用することにより，涙液と眼表面および眼瞼の異常を検出することが可能であり，日常診療において眼表面疾患の病態の理解や診断に役立つと思われる．

文　献

1) Chodosh J, Dix RD, Howell RC, et al：Staining characteristics and antiviral activity of sulforhodamine B and lissamine green B. Invest Ophthalmol Vis Sci, **35**：1046-1058, 1994.

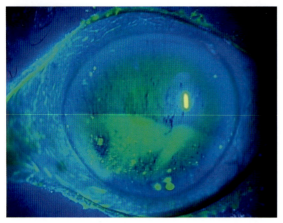

図 11. 下眼瞼に隠れた角膜糸状物
下眼瞼に隠れた部分にフルオレセインで染色される糸状物を認める.

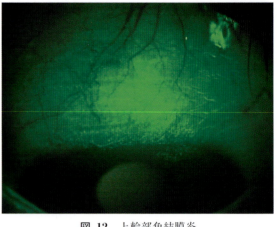

図 12. 上輪部角結膜炎
上方の角膜輪部から球結膜にかけて強い染色を認める.

2) 横井則彦:眼科生体染色のアップデート. 前眼部編 結膜・眼瞼疾患の生体染色. あたらしい眼科, 29(12):1599-1605, 2012.
3) Bron AJ, Argüeso P, Irkec M, et al:Clinical staining of the ocular surface:mechanisms and interpretations. Prog Retin Eye Res, 44:36-61, 2015.
4) Koh S, Watanabe H, Hosohata J, et al:Diagnosing dry eye using a blue-free barrier filter. Am J Ophthalmol, 136:513-519, 2003.
5) 横井則彦, 牛夢 茜:涙液. 臨床眼科(増刊号), 68:8-13, 2014.
6) 横井則彦:役に立つ角膜疾患診療の知識 ドライアイの治療方針:TFOT. あたらしい眼科, 32(1):9-16, 2015.
7) Yokoi N, Kinoshita S:Importance of conjunctival epithelial evaluation in the diagnostic differentiation of dry eye from drug-induced epithelial keratopathy. Adv Exp Med Biol, 438:827-830, 1998.

特集／見えるわかる 細隙灯顕微鏡検査

スリットを用いた虹彩，水晶体の観察

蕪城俊克*

Key Words : 対光反応(light reflex)，落屑症候群(exfoliation syndrome)，水晶体震盪(phacodonesis)，水晶体偏位(lens dislocation)，後発白内障(after cataract)

Abstract : 虹彩の観察での注意点には，前房の深さ，対光反応，瞳孔径および虹彩の形状の異常がある．虹彩の形状の異常には，Peter 奇形などの先天性の異常，結節・癒着・萎縮などの炎症性の異常，落屑症候群，虹彩新生血管などがある．虹彩根部における前房深度の観察は原発閉塞隅角症(primary angle closure : PAC) の診断に重要である．水晶体の観察は白内障の手術適応や術前の評価の際に重要になる．水晶体は散瞳すると広範囲の観察が可能となる．白内障の混濁の性状と程度，水晶体表面の虹彩色素や落屑様物質の有無，水晶体震盪の有無や水晶体偏位に注意する．水晶体表面の虹彩色素の沈着(pigment on lens) はぶどう膜炎の既往を考える．白内障術後の患者では眼内レンズの位置，後発白内障の有無，眼内レンズの混濁などに注意する．

スリットを用いた虹彩の観察

スリットランプはスリット光の幅，角度，観察軸，光量および観察倍率を変えることによって観察像が大きく変化する．スリットランプによる虹彩の観察は，スリット光の幅を広げ，照射角を観察軸に対して大きく(45～60°)し，光量を落として観察すると虹彩表面の全体像が観察しやすい．全視野を均一に照明するディフューザー機能の付いたスリットランプも発売されている[1]．一方，前房深度を観察する場合にはスリット光の光量を上げ，スリット幅は狭く，照射角は小さく(15～30°)して観察すると観察しやすい．

虹彩は分割輪(cillarette：瞳孔縁から1.5～3 mm にみられる輪状隆起)を境に瞳孔側を小虹彩輪(papillary zone)，毛様体側を大虹彩輪(ciliary zone)と呼ぶ．日本人の虹彩は通常茶褐色ベルベット状にみえ，虹彩周辺には虹彩窩(crypt)がみられ，瞳孔縁には虹彩色素の強い範囲がみられるが，これらのパターンは個人によって大きく異なる．したがって両眼の虹彩を比較しながら，色素沈着，脱色素(虹彩萎縮)，癒着(前・後癒着)の有無などを観察する[2]．

虹彩の観察で注意すべきポイントは，前房の深さ，対光反応，瞳孔径および虹彩の形状の異常である．虹彩の形状の異常には，Peter 奇形などの先天性の異常，結節・癒着・萎縮などの炎症性の異常，落屑症候群，虹彩新生血管などがある．水晶体や眼底の観察には散瞳が必要であるが，散瞳によって対光反応や虹彩表面の観察，隅角検査は困難となるため，これらの検査は散瞳の前に行っておく必要がある．

1. 前房深度

前房の深さ，および虹彩根部における前房深度の観察は原発閉塞隅角症(primary angle closure :

---

* Toshikatsu KABURAKI, 〒113-8655 東京都文京区本郷 7-3-1 東京大学医学部附属病院眼科，准教授

表 1　瞳孔不同で鑑別すべき疾患

①患眼が縮瞳している場合
　　Horner 症候群，有機リン中毒，虹彩炎など
②患眼が散瞳している場合
　　緊張性瞳孔，外傷性散瞳，動眼神経麻痺(脳動脈瘤に注意)，Adie 症候群，眼圧上昇(緑内障発作)など

PAC)の診断に重要である(本誌「スリットを用いた前房・隅角の観察」の項を参照)．また浅前房の症例の白内障手術は，術中に角膜内皮障害を起こしやすいため注意が必要である．

2．対光反応

対光反応は，視覚障害を客観的に観察する簡便な方法で，対光反応の低下は特に視神経炎など視神経の障害で明瞭にみられる．通常，対光反応はペンライトやボンノスコープの光を用いて観察するが，スリットランプでも観察可能である．スリット光を瞳孔に当てながらスリットの幅を絞って光束を消したり付けたりすることで対応反応を確認する．しかし相対的求心性瞳孔障害(relative afferent pupillary defect：RAPD)の正確な評価は，左右眼の瞳孔に素早く交互に光を入射する必要があるため，スリットランプよりもペンライトやボンノスコープを用いたほうがよい[3]．

3．瞳孔径

瞳孔内にスリット光を照射すると対光反応で縮瞳してしまうが，細いスリット光を瞳孔からずれた位置に当てることで瞳孔径を観察できる．瞳孔径に左右差(瞳孔不同)がみられた場合は，患眼が縮瞳しているのか，散瞳しているのかを対光反応から判断する．通常対光反応のない，または遅いほうが患眼である．次に明所と暗所の瞳孔径を観察する．すなわち交感神経(瞳孔散大筋)の異常は明所ではわかりにくく，暗所で患眼の散瞳不良(縮瞳)として検出される．一方，副交感神経(瞳孔括約筋)の異常は，暗所ではわかりにくく，明所で患眼の縮瞳不良(散瞳)として検出される．生理的にも瞳孔不同を認めることがあるが，この場合，暗所・明所の両方の観察で瞳孔不同の程度が変化しない点で病的な瞳孔不同と鑑別できる[4]．瞳孔不同で鑑別すべき疾患を表1に示す．

4．虹彩の形状の異常

虹彩の先天的な奇形として，虹彩コロボーマや無虹彩症(aniridia：図1-a)がある．虹彩コロボーマは，発生期における眼杯の閉鎖不全によって起こると考えられており，虹彩の下側に部分的な虹彩欠損を起こす．

虹彩，隅角，角膜内皮の形態学的異常として，Peter 奇形や Axenfeldt-Rieger 症候群(図1-b)，虹彩角膜内皮症候群(iridocorneal endothelial syndrome：ICE 症候群，図1-c)がある．いずれも角膜混濁や虹彩の異常と眼圧上昇をきたし，発達緑内障の原因となる[5]．Peter 奇形では口唇口蓋裂や水晶体・心臓などの奇形，Axenfeldt-Rieger 症候群では顔面の奇形(両眼隔離など)，歯の異常などの全身の奇形をしばしば伴う．

落屑症候群では，瞳孔縁に白色のフケ様物質(落屑様物質)が付着する(図1-d)．フケ様物質は線維柱帯にも沈着し，眼圧上昇の原因となる．

虹彩新生血管(虹彩ルベオーシス)は，虹彩表面に血管が観察される状態である(図1-e)．虹彩や隅角に新生血管を生じると，隅角からの房水の排泄が障害されるために眼圧が非常に高くなることが多い(血管新生緑内障)．虹彩新生血管は網膜中心静脈閉塞症や糖尿病網膜症などによる網膜血管閉塞(網膜周辺部の虚血)のほか，ぶどう膜炎などの炎症によっても起きる．

虹彩結節は，ぶどう膜炎のうち，特にサルコイドーシスによるぶどう膜炎などの肉芽腫性ぶどう膜炎で観察される所見である(図1-f)．瞳孔縁にできることが多いが，瞳孔表面にみられることもある[6]．

虹彩萎縮は，白内障手術などの内眼手術の際に障害された可能性のほか，ヘルペス虹彩炎などのぶどう膜炎でしばしば観察される．単純ヘルペスウイルスによる虹彩炎では，小円形の虹彩萎縮(図1-g)を，帯状ヘルペスウイルスによる虹彩炎は，扇形あるいは広範囲にくっきりとした虹彩萎縮(図1-h)を残すことが多い．Fuchs 虹彩異色性虹彩毛様体炎では，通常片眼性に慢性虹彩毛様体炎

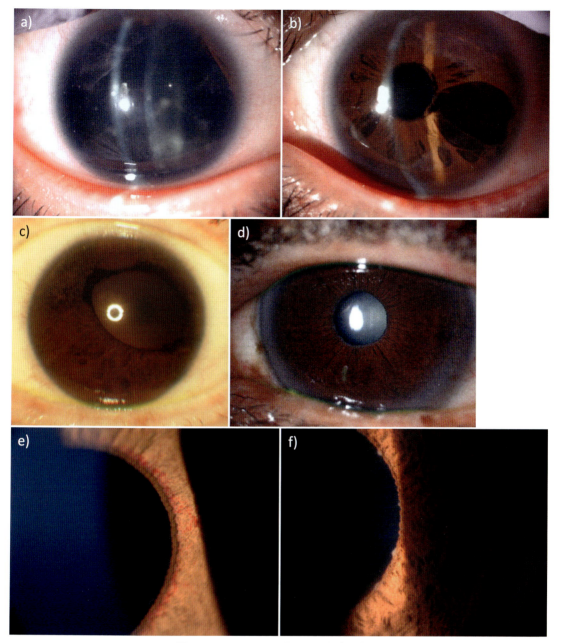

図 1-a～f. スリットを用いた虹彩の観察
a：無虹彩症．虹彩が小さく，水晶体全体が診察できる．
b：Axenfeldt-Rieger 症候群にみられた虹彩と角膜内皮の癒着
c：虹彩角膜内皮症候群(ICE 症候群)にみられた虹彩萎縮，ぶどう膜反転，瞳孔不整
d：落屑症候群でみられた瞳孔縁の白色のフケ様物質
e：虹彩ルベオーシス
f：サルコイドーシスぶどう膜炎でみられた瞳孔縁の虹彩結節(ケッペ結節)

と白内障を起こす．患眼(図 1-i)では，虹彩表面の色素の脱失や虹彩分割輪の不明瞭化がみられ，健眼(図 1-j)と比べ虹彩の色調が薄く見えることが多い．もともと虹彩の色調が薄い人ほど明瞭に現れやすく，虹彩異色と呼ばれ，この疾患に特徴的な眼所見の1つである[7]．

5．散瞳後の虹彩の観察

散瞳剤(ミドリン P®など)点眼後，約 30 分で極大散瞳となる．散瞳は 4～5 時間程度持続する．散瞳状態での虹彩(特に瞳孔径)や水晶体(あるいは

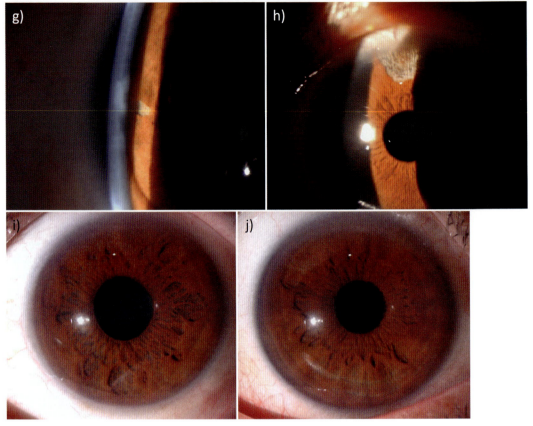

図 1-g〜j.
g：単純ヘルペスウイルスによる虹彩炎でみられた円形の虹彩萎縮
h：帯状ヘルペスウイルスによる虹彩炎でみられた扇形の虹彩萎縮
i，j：Fuchs 虹彩異色性虹彩毛様体炎の患眼(i)と健眼(j)．患眼では，虹彩表面の色素の脱失や虹彩分割輪の不明瞭化がみられ，健眼よりも虹彩の色調が薄く見えることが多い．

眼内レンズ)の状態，眼底の透見性の観察は，白内障手術，硝子体手術，強膜内陥術(網膜剝離の手術)などの内眼手術の難易度の判断に非常に重要であり，必ず術前に散瞳して診察しておく必要がある．

スリットを用いた水晶体の観察

水晶体の観察は，特に白内障手術の適応の判定や術前評価の際に重要になる．水晶体は無散瞳では瞳孔を通してごく一部分しか観察できない．散瞳により広範囲の水晶体を観察できるようになる．水晶体の観察のポイントには，白内障の有無および混濁の性状と程度，水晶体表面の虹彩色素や落屑様物質の有無，水晶体震盪の有無，水晶体偏位(チン氏帯断裂)の有無，眼内レンズの位置，後発白内障の有無，などがある．

1．白内障の混濁の性状と程度

白内障の混濁の性状には，大きく分けて核白内障(図 2-a)，皮質白内障(図 2-b)，前囊下白内障(図 2-c)，後囊下白内障(図 2-d)がある．

加齢性の白内障は核白内障，皮質白内障の形態をとることが多い．それに対し，アトピー性白内障，ステロイド白内障，ぶどう膜炎に伴う白内障では，後囊下白内障や前囊下白内障となることが多い．先天性の白内障は点状あるいは後囊下白内障(図 2-e)を呈することが多い．ぶどう膜炎では，核の硬化を伴わずに短期間に水晶体皮質の混濁が進む乳化した白内障(図 2-f)を起こすことがある．このタイプの白内障は水晶体囊内の圧力が上昇している場合が多く，白内障手術時の前囊切開の際に，囊に穴を開けただけで前囊切開が広がって後囊破損してしまうことがあるので注意が必要

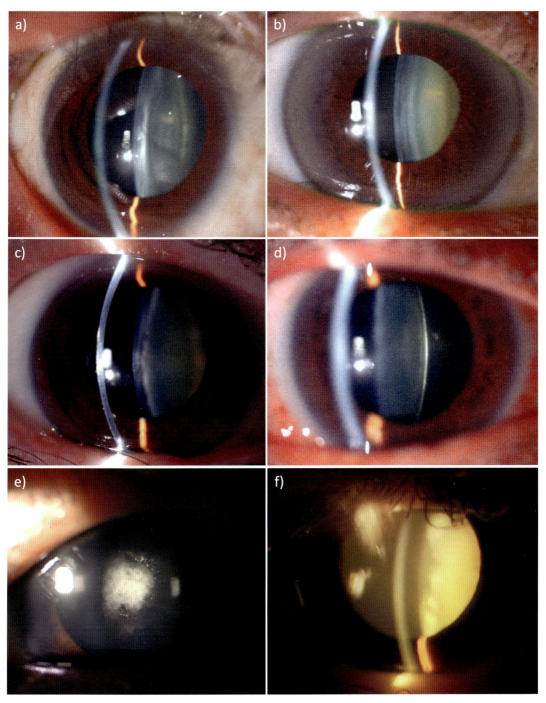

図 2-a～f. スリットを用いた水晶体の観察
さまざまな白内障の混濁の仕方を示す.
　　a：皮質白内障
　　b：核白内障
　　c：前囊下白内障
　　d：後囊下白内障
　　e：小児の白内障
　　f：乳化した白内障

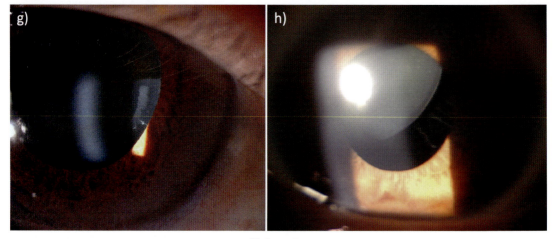

図 2-g～h.
g：落屑症候群．水晶体表面に付着した白色のフケ様物質
h：チン小帯断裂による水晶体偏位

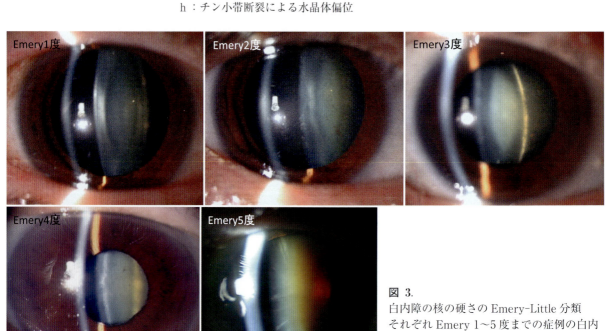

図 3.
白内障の核の硬さの Emery-Little 分類
それぞれ Emery 1～5 度までの症例の白内障の写真を示す．

である．

　白内障の核の硬さの程度の評価には，Emery-Little 分類が用いられる(表 1，図 3)．これは細隙灯顕微鏡で水晶体の核の黄色の混濁の程度と大きさを観察し，核の硬さを推定して数値(1～5)で表したものである．水晶体の核が硬くなるほど核は大きくなり，黄色味が強まる．白内障の核の硬さや大きさは，白内障手術(水晶体超音波乳化吸引術)の難易度に大きく影響する．

2．水晶体表面の異常

　虹彩後癒着(虹彩縁と水晶体の癒着)や水晶体表面の虹彩色素の沈着(pigment on lens)はぶどう膜炎や眼球打撲，内眼手術の既往を考える．瞳孔縁に沿って円弧状に付着した虹彩色素は，虹彩後癒着が外れた跡である．

　落屑症候群では，未散瞳の状態でも虹彩の瞳孔縁に白色の落屑様物質の沈着が観察されるが，散瞳後は水晶体の表面にも瞳孔縁に沿って円弧状に付着していることが多い(図 2-g)．落屑症候群の

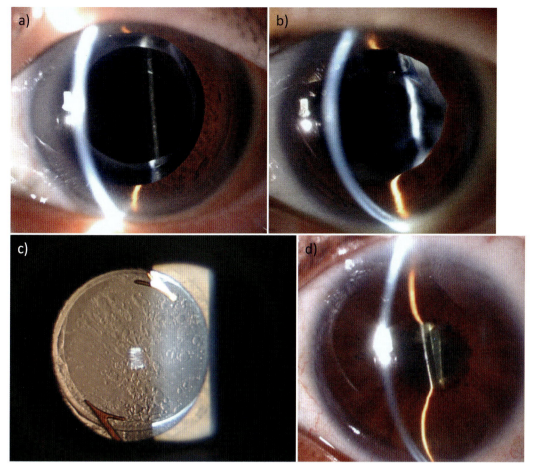

図 4. スリットを用いた白内障術後症例の観察
a：眼内レンズの囊内固定
b：眼内レンズの囊外固定．眼内レンズのループが水晶体前囊より前方にあることから囊外固定であることがわかる．
c：徹照法による後発白内障の観察
d：液化後発白内障．眼内レンズと水晶体後囊の間に乳白色に混濁した液体が貯留している．

ある眼の白内障手術は，術中に縮瞳しやすい場合や，チン小帯が脆弱化していて術中操作が難しい場合があり，手術の難易度は高いことがあるので注意が必要である[8]．

3．水晶体震盪

水晶体震盪は，眼球を上下に動かして確認する．細隙灯顕微鏡で水晶体にピントを合わせた状態で眼球を上下に動かしてもらい，水晶体の振動が観察されれば水晶体震盪があり，チン小帯断裂があると考えられる．チン小帯断裂のある症例の白内障手術は難易度が高いので，上級者が手術を行う必要がある[9]．

4．水晶体偏位（水晶体亜脱臼）

チン小帯断裂が広範囲に渡ると，水晶体偏位（図2-i)が起きることがある．水晶体偏位は未散瞳ではわかりにくいが，散瞳するとわかりやすくなる．水晶体偏位は眼外傷のほか，マルファン(Marfan)症候群，ホモシスチン尿症，マルケサニ(Weill-Marchesani)症候群などでみられる．

スリットを用いた白内障術後症例の観察

白内障術後の症例では，後囊破損の有無や眼内レンズの固定の位置，後発白内障の有無に注意して診察する．

近年の白内障手術は，前囊切開で水晶体囊の全面を円形に切り抜き，水晶体の中身を超音波乳化吸引術で吸引し，囊内の残留皮質を吸引除去(irrigation and psiration, I/A)した後，眼内レンズ

を水晶体囊内に挿入する(囊内固定,in the bag:図4-a)のが基本的なやり方である.白内障手術時に水晶体の後囊を破損した症例では,眼内レンズを囊外固定(水晶体前囊と虹彩の間に挿入,out of the bag:図4-b)の位置に挿入することが多い.

後発白内障(図4-c)は,白内障手術後数か月から数年で水晶体囊の後面が白く混濁してくる現象である.徹照法はスリット光を正面から照射し,網膜からの反射光を利用して推奨対向面全体を照らし出す観察方法で,後発白内障や角膜後面沈着物などの観察に有用である.後発白内障が進行して視力障害をきたす場合はネオジウム・ヤグ(Nd-YAG)レーザーを用いて後囊切開術を行う.また眼内レンズと水晶体後囊の間に乳白色に混濁した液体が貯留し,後発白内障のように視力障害をきたすことがある(液化後発白内障,liquified after cataract:図4-d)[10].治療は手術的に水晶体囊内の混濁した液体を吸引するか,Nd-YAGレーザーを用いて後囊切開して,混濁した液体を硝子体中に拡散させる.

白内障術時に後囊破損している症例では,前房内に硝子体が脱出していることがある.そのような症例に線維柱帯切除術を行うと,線維柱帯の切除部位(trabeculectomy hole)に硝子体が嵌頓して房水流出を妨げる可能性がある.術前に後囊の破損部位から前房側への硝子体脱出の有無を十分に観察しておく必要がある.

文 献

1) 野田 徹:細隙灯顕微鏡観察の基本テクニック 細隙灯顕微鏡観察法の基本原則.眼科診療プラクティス,**97**:2-9,2003.
2) 澤 充,岸 章治,鈴木康之ほか:眼瞼・結膜・角膜・前房・虹彩・水晶体.細隙灯顕微鏡アトラス,中山書店,pp.20-25,2008.
3) 内海 隆:これならわかる神経眼科 所見の取り方・読み方 瞳孔のみかた 瞳孔運動観察のポイント.眼科プラクティス,**5**:62-66,2005.
4) 加島陽二:瞳孔異常のみかた.日本の眼科,**83**:740-744,2012.
5) 久保田敏昭,中室隆子,大木玲子:虹彩異常.MB OCULI,**22**:55-59,2015.
6) 望月 學:サルコイドーシス.日本の眼科,**78**(9):1295-1300,2007.
7) 鈴木 潤:Fuchs虹彩異色性虹彩毛様体炎.眼科,**57**(6):815-818,2015.
   Summary Fuchs虹彩異色性虹彩毛様体炎は軽度の虹彩炎,虹彩異色,白内障を特徴とする慢性疾患である.片眼性であることが多い.日本人では明瞭な虹彩異色がみられることは少ないが,びまん性の虹彩萎縮がみられる.虹彩萎縮は散瞳後の診察ではわかりづらいことが多いため,無散瞳で僚眼と比較することが大切である.
8) 石川伸之:落屑症候群の白内障手術.眼科,**57**(9):1111-1115,2015.
   Summary 落屑症候群では落屑物質の沈着のため散瞳不良症例が多く,最大散瞳径は6.0~6.5 mmとの報告が多い.チン小帯の強度が低下する原因はわかっていない.落屑症候群に伴うチン小帯脆弱が疑われる白内障手術では,虹彩剪刀,カプセルエキスパンダーやカプスラーテンションリング,水晶体囊外または囊内摘出術へのコンバートのための器具を準備しておきたい.
9) 西村栄一:水晶体 チン小帯断裂,外傷性白内障,水晶体偏位・脱臼.眼科,**51**(10):1277-1283,2009.
   Summary 外傷によるチン小帯断裂では外傷歴と異物の有無の問診が大切である.片眼性の場合は,僚眼と比較し前房深度や水晶体の部位などの差異を見逃さないように注意する.水晶体が亜脱臼している場合は,水晶体囊内摘出術や囊外摘出術を選択することが多いが,カプセルエキスパンダーを用いて水晶体囊を保持しながら水晶体超音波乳化吸引術を行う方法も報告されている.
10) Bhattacharjee H, Bhattacharjee K, Bhattacharjee P, et al:Liquefied after cataract and its surgical treatment. Indian J Ophthalmol, **62**(5):580-584, 2014.

特集／見えるわかる　細隙灯顕微鏡検査

スリットを用いた前房・隅角の観察

大鳥安正*

Key Words : 隅角鏡検査(gonioscopy)，前房深度(anterior chamber depth)，ペンタカム(Pentacam)，前眼部光干渉断層計(anterior segment optical coherence tomography)，超音波生体顕微鏡(ultrasound biomicroscope)

Abstract : 前房・隅角の細隙灯顕微鏡での観察は眼科診療では必須の検査である．van Herick 法で2度以下であれば閉塞隅角眼を疑い，開放隅角眼であっても眼圧が上昇している場合には原因が隅角にないかを判断するために積極的に隅角鏡検査を行う癖をつけることが重要である．隅角は接触式レンズを用いなければみることができないが，得られる情報は診断の決め手となることも多い．特に，新生血管などの色情報や隅角結節などは前眼部光干渉断層計や超音波生体顕微鏡では判別できない．開放隅角眼でまず強膜岬を探す癖をつけ，線維柱帯の色素沈着，新生血管および結節などを探すことから始め，閉塞隅角眼では周辺虹彩前癒着を探すようにする．デジタル化，数値化されたデータのみに頼らず，多少の時間はかかっても前房・隅角を自分の目でみるスキルを高めることは診断精度を高めるのみならず日常の眼科診療をより楽しくできる．

細隙灯顕微鏡を使った前房深度の見方

1. 中心前房深度と周辺前房深度

"真の前房深度"とは，角膜頂点から中心窩を結んだ線において，通常，角膜内皮面から水晶体前面までの間の距離をいうが，超音波眼軸長測定装置などでは，角膜上皮面から水晶体前面までの距離を測定しており，このような場合には角膜厚を差し引いた値を"真の前房深度"とする．前房深度は中心で最も深く，周辺ほど浅くなるが，周辺前房深度は上方が最も浅く，隅角角度も上方が最も狭い．周辺前房深度の評価法として van Herick 法[1]が簡便であるが，これは最も周辺前房深度が深いとされる耳側で評価されることが多く，必ずしも全周の隅角の状態を把握できるものではないが(敏感度61.9%，特異度89.3%)，日常臨床における狭隅角眼のスクリーニング法としては有用である(図1)．

2. Optical pachymetry（Haag-Streit 社）を用いた前房深度の計測

Haag-Streit 社 900 スリットランプ BM モデルに装着可能な光学的パキメーターとして，アタッチメントⅠ(角膜厚測定用)とアタッチメントⅡ(前房深度測定用)がある．Haag-Streit 社は角膜厚を含んだ前房深度をアタッチメントⅡで測定して，アタッチメントⅠで測定した角膜厚を引いたものが正確な前房深度であると推奨している．しかしながら，アタッチメントⅡのみを用いて角膜内皮面から水晶体前面までを前房深度として測定されていることが多い．アタッチメントⅡのみで測定する方法は，簡便であるが，Haag-Streit 社

---

* Yasumasa OTORI，〒540-0006　大阪市中央区法円坂 2-1-14　国立病院機構大阪医療センター眼科，科長

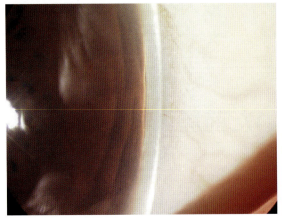

図 1. van Herick 法
スリット光を外側 60°から入射し輪部付近の周辺角膜厚に対する周辺前房深度比をとる．

が推奨する方法と比べて，平均で 0.111〜0.166 mm 前房深度が深く測定されることがわかっている．Bourne と Alsbirk は，アタッチメントⅡのみを用いて測定した前房深度を補正式（$y = 0.931x + 0.0249$）で換算することで，真の前房深度を知ることができるとしている[2]．なお，optical pachymetry による前房深度の測定は，多くの population based glaucoma study で使用されている．

3. ペンタカムを用いた前房深度の計測

ペンタカムは光源を 180°回転させることにより複数の Scheimpflug 像を撮影できる回転式 Scheimpflug カメラで，撮影画像からコンピューター上で角膜前後面，虹彩，水晶体前後面を立体構築することにより，角膜前後面形状測定，複数測定点での角膜厚，前房深度，前房容積，隅角角度，水晶体混濁（デンシトメトリー），角膜屈折力などを非接触で測定可能である．測定時間は約 2 秒間で，信頼度が表示される．前房深度は角膜厚を含めた場合と角膜厚を含まない場合（真の前房深度）の両方の測定が設定できる．また，中心前房深度のみならず，角膜頂点から 2 mm の 6 点の中間前房深度，角膜頂点から 4 mm の 12 点の周辺前房深度も表示される．隅角角度は，水平面上で測定された耳側と鼻側の虹彩と角膜内皮側のなす角度のうちの小さい値が表示される（図 2）．

中心前房深度は，The Beijing Eye study での前眼部光干渉断層計を用いた解析結果によると，40 歳代では男性 2.63 ± 0.32 mm，女性 2.49 ± 0.29 mm，70 歳代では男性 2.36 ± 0.33 mm，女性 2.23 ± 0.35 mm となり，女性のほうが浅く，加齢とともに減少していくと報告されている[3]．病型別の前房深度は正常群（2.43 ± 0.33 mm）と開放隅角緑内障群（2.45 ± 0.4 mm）では有意差はないが，閉塞隅角緑内障群（1.89 ± 0.34 mm）は開放隅角緑内障群および正常群と比べて有意に浅い．ペンタカムを用いた岡らの報告[4]では，Shaffer 分類 2 度以下かつ van Herick 法 2 度以下を狭隅角眼と定義した場合，その前房深度は，1.94 ± 0.25 mm であったと報告されており，臨床上，狭隅角眼と考えられる前房深度は 2.0 mm をカットオフ値とするのが現実的であると考えられる．

隅角鏡検査の見方

1. なぜ隅角鏡検査が必要なのか？

隅角鏡検査は接触式検査であること，正確な所見を取るためには，ある程度の熟練を要することなどから，一般的に毛嫌いされやすい．しかしながら，隅角は細隙灯顕微鏡のみでは観察することができず，開放隅角か閉塞隅角か，原発性か続発性かの判断は隅角をみなければ正確には診断できない．前房内炎症がなく，前房深度が深ければ，すべて原発開放隅角緑内障というわけではない．特に，眼圧が高い症例では房水流出抵抗が増大するような原因がないかを隅角鏡検査で確かめることが極めて重要である．開放隅角では閉塞隅角と比べて，圧迫しなくても隅角検査が可能であり，隅角の解剖を理解するには開放隅角の隅角鏡検査に慣れておくとよい．

2. 隅角鏡検査のコツ

隅角をみたときに最初に探さなければならないのが線維柱帯の後方にある白い帯として観察できる強膜岬である．強膜岬がみえていれば線維柱帯は閉塞しておらず，開放隅角眼と考えてよく，逆に，強膜岬がみえなければ狭隅角であると大まかに判断できる．さらに，白い強膜岬付近に出現する隅角結節，隅角色素沈着，新生血管，周辺虹彩前癒着（peripheral anterior synechiae：PAS）など

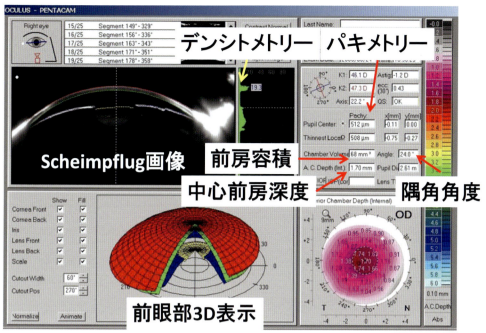

図 2. ペンタカムのオーバービューディスプレイ
中心および周辺前房深度,角膜厚,隅角角度,前房容積,水晶体混濁度などが一画面で表示される.

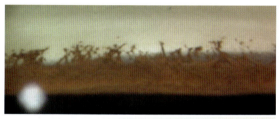

図 3. 虹彩突起と周辺虹彩前癒着
a：虹彩突起
b：閉塞隅角眼での上方の周辺虹彩前癒着

表 1. van Herick 分類

分類	周辺前房深度／周辺角膜厚	閉塞隅角眼の可能性
0 度	なし	高い可能性あり
1 度	1/4 未満	可能性あり
2 度	1/4	やや可能性あり
3 度	1/2〜1/4	ほとんどなし
4 度	1/1	なし

がないかを注意深くみることが重要である.PAS と間違えやすい虹彩突起は通常,強膜岬を越えて線維柱帯に伸びるのこぎり状の突起をいい,鼻側に多い(図 3-a).

3. 閉塞隅角眼での隅角鏡検査

狭隅角眼のスクリーニング法としては,前述した van Herick 法[1]が一般的である.スリット光を外側 60°から入射し輪部付近の周辺角膜厚に対する周辺前房深度比をとる(表 1).van Herick 法 2 度以下では,隅角鏡検査をすべきである.線維柱帯と周辺虹彩のなす角度を観察する Shaffer 分類も広く用いられているが,van Herick 法 2 度が Shaffer 分類 2 度(角度 20°)におおむね相当する.International Society of Geographical and Epidemiologic Ophthalmology(ISGEO)で作成された 2002 年の Foster 分類[5]によると,Goldmann 二面鏡を用いた第一眼位での隅角鏡検査で,線維柱帯が 3 象限以上にわたってみえないものを occludable angle とすると定義されている.ただ,この分類は,閉塞隅角眼の評価としては厳しすぎるとの評価もある.2006 年の Association of International Glaucoma Societies(AIGS)の分類では,前眼部光干渉断層計で認められる iridotrabecular contact(ITC)という概念が採用され,ITC の存在

表 2. ISGEO による原発閉塞隅角緑内障の分類

Acute primary angle-closure (APAC)：急性原発閉塞隅角症 　急性緑内障発作 & GON(−)
Acute primary angle-closure glaucoma (APACG)：急性原発閉塞隅角緑内障 　APAC & GON(+)
Primary angle-closure suspect (PACS)：原発閉塞隅角症疑い 　PAS(−) & GON(−)，隅角の 3/4 周以上で線維柱帯が観察できない
Primary angle-closure (PAC)：原発閉塞隅角症 　PAS(+) & GON(−)，眼圧上昇の有無は問わない
Primary angle-closure glaucoma (PACG)：原発閉塞隅角緑内障 　PAC & GON(+)

ISGEO : International Society of Geographic and Epidemiological Ophthalmology
PAS : peripheral anterior synechiae
GON : galaucoma optic neuropathy

の有無が診断基準となってはいるが，隅角鏡検査での所見との解離があるとされている．

4．原発閉塞隅角緑内障の分類

狭隅角眼で PAS のないものを primary angle closure suspect (PACS：原発閉塞隅角症疑い)，狭隅角眼で眼圧上昇の有無にかかわらず，隅角鏡検査で PAS があり，視神経障害のないものを primary angle closure (PAC：原発閉塞隅角症)，さらに PAC に視神経障害があるものを primary angle closure glaucoma (PACG：原発閉塞隅角緑内障) と診断する (表 2)．原発閉塞隅角眼では，最も隅角角度が狭い上方に PAS が形成されやすい (図 3-b)．

近年，機能的隅角閉塞が隅角閉塞の機序に重要な役割をしていることが示唆されている．機能的隅角閉塞があるかどうかは，超音波生体顕微鏡 (ultrasound biomicroscopy：UBM) で確認することが重要である．暗室下の UBM では対光反応による縮瞳の影響を受けないので，機能的閉塞の有無がわかりやすく，虹彩が前弯する瞳孔ブロック優位な隅角閉塞か，虹彩の前弯がなく隅角底が閉塞するプラトー虹彩優位な隅角閉塞かがわかりやすい (図 4)．PAS のない閉塞隅角眼での UBM での検討では，明所で 57.5％，暗所で 85％ にそれぞれ機能的隅角閉塞を認め，上方と下方での機能的隅角閉塞の頻度が高いと報告されている[6]．

5．圧迫隅角鏡検査の原理と手技のコツ

圧迫隅角鏡検査は機能的閉塞と器質的閉塞を見分けることができる重要な隅角鏡検査法である．間接型隅角鏡には Goldmann 型隅角鏡と ZEISS 型四面鏡 (Sussman レンズ) があり (図 5)，どちらも検査前に点眼麻酔が必要であるが，前者はメチルセルロースを必要とし，後者はメチルセルロースを必要としない．Sussman レンズは角膜に接する部分が小さく，第一眼位で角膜の中央部を軽く圧迫して水晶体と虹彩を押し下げることで隅角底をみることができるが，角膜に歪みが生じるとみえにくいので，圧迫する力加減を調整する必要がある．隅角鏡検査では対光反応による縮瞳の影響をできる限り受けないようにするため，スリット光の光源を絞って検査を行うように心がける．圧迫隅角鏡検査は，Sussman レンズなどの圧迫隅角検査専用の隅角鏡を用いることが基本であるが，初心者にとっては観察しづらい．眼瞼裂が狭い患者ではフランジ付レンズのほうが初心者には観察しやすい．一般的に普及している Goldmann 型隅角鏡では眼球の位置をコントロールしないと閉塞隅角眼では隅角底をみることは困難である．そこで，「みたいほうのミラーをみてもらう」(みみみの法則) を覚えておくと便利である．下方の隅角をみたい場合には上方の隅角鏡を使う．第一眼位で下方隅角底がみえなければ眼球をみたいほうのミラー，すなわち上方をみてもらうと下方隅角底がみやすくなる (図 6)．レンズを 360° 回転させて，隅角所見を PAS の範囲，隅角色素の程度に気をつけながら記載していく．隅角鏡で得られた所見を 180° 回転させて記載したほうが直感的にわかりやすい．隅角は上方が最も狭く，下方，鼻側，耳側の順に広くなる．閉塞隅角眼では上方と下方で機能的閉塞をきたしやすいことから上下方向に

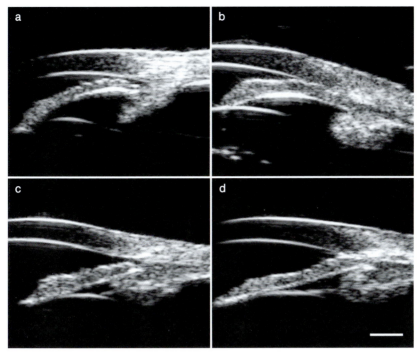

図 4. 暗室下での閉塞隅角眼の超音波生体顕微鏡所見
a, c：機能的閉塞がない状態．隅角底が広がっている．
b, d：機能的閉塞がある状態
a, b は瞳孔ブロックが優位な隅角閉塞，c, d はプラトー虹彩優位な隅角閉塞
（文献 7 より）

注意して PAS の形成がないかをみることがポイントである．また，閉塞隅角眼で線維柱帯の色素が多い部分では機能的隅角閉塞を生じている可能性を考慮する（図 3-b）．

6．隅角結節

米粒状の白い突起が線維柱帯付近に観察される（図 7）．隅角結節の近くにテント状 PAS を伴うことが多い．線維柱帯の炎症によって，房水流出抵抗が増大し，眼圧が上昇する．炎症などに伴う続発緑内障では，下方に PAS を形成しやすい．前房内にはわずかに炎症細胞が観察できることが多いが，前房内炎症がないこともある．両側肺門リンパ節腫脹（BHL），ツベルクリン反応陰性，アンギオテンシン転換酵素（ACE）上昇に加え，γグロブリン上昇，血清リゾチーム上昇などを合併していると臨床的にサルコイドーシスと診断できる．網膜血管周囲炎を起こすような場合には前房内炎症や虹彩後癒着を伴っていることが多いが，前房内炎症を伴わない線維柱帯炎の状態では原発開放隅角緑内障と見誤ることがある．ステロイド

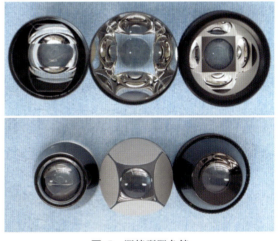

図 5．間接型隅角鏡
左から Goldmann 型隅角二面鏡，ZEISS 型四面鏡（Sussman レンズ），フランジ付フォーミラーミニゴニオレンズ．角膜の接触面は Sussman レンズが最も小さく，観察レンズは二面鏡が最も大きい．

点眼による消炎で眼圧は下降し，隅角結節は消失していく．

7．隅角色素沈着

隅角に色素沈着が強いと眼圧が上昇する．落屑

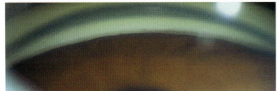
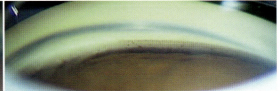

図 6. Goldmann 型隅角鏡での圧迫隅角鏡検査（下方隅角） a|b
第一眼位では隅角底はみえないが(a)，検者がみたいほうのミラー（上方）を患者にみてもらうと下方の隅角底がみえてくる(b).

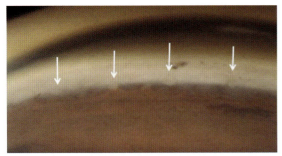

図 7. サルコイドーシスの隅角鏡所見
白い米粒状の結節（矢印）とテント状周辺虹彩前癒着がある.

8. 血管新生緑内障の隅角所見

増殖糖尿病網膜症，網膜中心静脈閉塞症，眼虚血症候群などに合併して前眼部の虚血が起こると，隅角に新生血管が発芽する．新生血管を見落とすことのないよう，無散瞳下での隅角鏡検査が重要である．虹彩あるいは隅角に新生血管があっても眼圧が上昇していない時期を前緑内障期と呼ぶ．やがて，虹彩および隅角に線維血管膜ができ，房水流出抵抗が増大して眼圧が上昇してくるが，明らかな周辺虹彩前癒着がないときを開放隅角緑内障期と呼び（図 10-a）．さらに，線維血管膜の収縮によって周辺虹彩前癒着が生じる時期を閉塞隅角緑内障期と呼び（図 10-b），さらには瞳孔偏位やぶどう膜外反が生じる（図 10-c）．

9. 外傷後の隅角所見

大量の前房出血を伴うような鈍的眼外傷では，隅角離開を生じていることが多く，一時的に眼圧が安定したとしても経過とともに眼圧が上昇してくることがある．隅角離開は虹彩毛様体の根部が裂けたり，後方にずれたりすることで起こり，強膜岬から後方にある毛様体縦走筋が付着している

緑内障では水晶体前面や瞳孔縁にフケ状の白色の落屑物質が付着しており，隅角には色素沈着を伴っていることが多い（図 8）．特に，下方の隅角では，Schwalbe 線よりも角膜寄りに色素の帯が観察され，Sampaolesi 線と呼ばれている（図 8：白矢印）．隅角色素沈着は，色素緑内障，虹彩腫瘍，母斑症による続発緑内障などでも観察できる．一方，患眼の隅角色素沈着が僚眼のそれよりも少ない疾患として，Posner-Schlossman 症候群が有名である（図 9）．

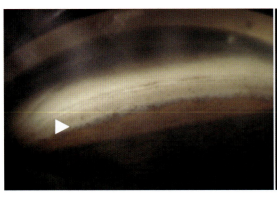
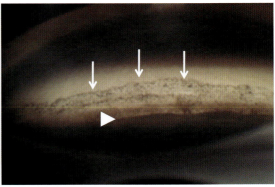

図 8. 落屑緑内障の隅角鏡所見 a|b
僚眼(a)に比べて，落屑緑内障眼(b)では線維柱帯の色素沈着が強く，Schwalbe 線の角膜寄りに Sampaolesi 線（矢印）と呼ばれる波状の色素沈着を認める．白矢頭は強膜岬

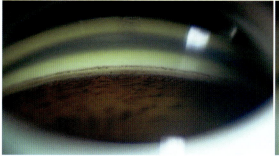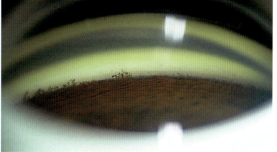

図 9. Posner-Schlossman 症候群の隅角鏡所見
僚眼(a)に比べて，患眼(b)では線維柱帯の色素沈着が薄い．

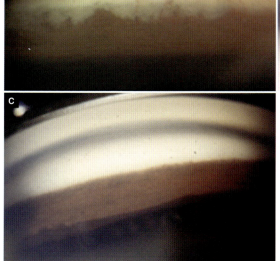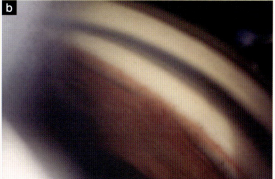

図 10.
血管新生緑内障の隅角鏡所見
a：線維柱帯に新生血管が発芽しているが，周辺虹彩前癒着(PAS)はない状態
b：線維血管膜の形成により周辺虹彩前癒着が形成されている．
c：PASが広範囲に形成され，ぶどう膜外反が生じている．

ことが観察される(図11)．外傷が加わって毛様体解離になると隅角検査で強膜の白い部分が観察でき，脈絡膜上腔に房水が流れ，浅前房と低眼圧を生じる．

おわりに

光干渉断層計をはじめとする眼科医療機器の進歩はめざましく，非接触かつ低侵襲的な検査でさまざまな数値化されたデータを記録できるようになった．しかしながら，新生血管などの色情報や隅角結節などは隅角鏡検査でないと判別できない．新しい医療機器をうまく併用しながら，眼科医がすべきベーシックな検査を常日頃から行える

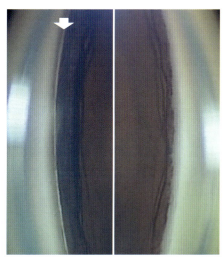

図 11. 外傷後の隅角離解(鼻側隅角)
外傷眼(a)では健眼(b)と比べて強膜岬(矢印)から後方の毛様体帯が非常に広い．毛様体縦走筋が強膜に付着している．

ように準備し,実践していくことがより精度の高い緑内障診断の鍵となることを強調したい.

文 献

1) van Herick W, Shaffer RN, Schwartz A：Estimation of width of angle of anterior chamber. Incidence and significance of the narrow angle. Am J Ophthalmol, **68**：626-629, 1969.
2) Bourne RR, Alsbirk PH：Anterior chamber depth measurement by optical pachymetry：systematic difference using the Haag-Streit attachments. Br J Ophthalmol, **90**：142-145, 2006.
3) Xu L, Cao WF, Wang YX, et al：Anterior chamber depth and chamber angle and their associations with ocular and general parameters：The Beijing Eye Study. Am J Ophthalmol, **145**：929-936, 2008.
4) 岡 奈々,大鳥安正,岡田正喜ほか：前眼部3D解析装置Pentacam®における閉塞隅角緑内障眼の前眼部形状,日眼会誌,**110**：398-403, 2006.
5) Foster PJ, Buhrmann R, Quigley HA, et al：The definition and classification of glaucoma in prevalence surveys. Br J Ophthalmol, **86**：238-242, 2002.
6) Kunimatsu S, Tomidokoro A, Mishima K, et al：Prevalence of appositional angle closure determined by ultrasound biomicroscopy in eyes with shallow anterior chambers. Ophthalmology, **112**：407-412, 2005.
7) Otori Y, Tomita Y, Hamamoto A, et al：Relationship between relative lens position and appositional closure in eyes with narrow angles. Jap J Ophthalmol, **55**：103-106, 2011.

特集／見えるわかる 細隙灯顕微鏡検査

スリットを用いた網膜硝子体の観察

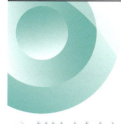

井上 真[*]

Key Words： 細隙灯顕微鏡(slit-lamp microscope)，前置レンズ(preplaced lens)，接触型レンズ(contact lens)，非接触型レンズ(non-contact lens)，広角レンズ(wide-angle lens)

Abstract：細隙灯顕微鏡は前眼部の病態を立体的に把握できるが，角膜と水晶体の屈折のため眼底の観察はできない．細隙灯顕微鏡を用いた網膜硝子体の観察とは，前置レンズを用いることで眼の屈折を打ち消し，網脈絡膜，硝子体組織および硝子体境界面の詳細な立体観察および光学的断層面の観察を行う方法である．前置レンズは被検者の眼前に設置する．前置レンズには接触型と非接触型がある．接触型レンズでは角膜に直接接触するため，光学的なロスが少なく鮮明な眼底像が得られる．非接触型レンズは被検者の眼にレンズが接触しないため，簡便で衛生的であるが，角膜表面の散乱と収差の影響を受ける．

緒言

　細隙灯顕微鏡は細隙(スリット)光を照明光として入射させ，角膜，前房，隅角，水晶体，水晶体後方の前部硝子体を立体的に観察する実体顕微鏡であり，眼科診療における最も身近な検査機器である．その特徴はスリット光を調整することで光学的断層面が観察されることである．細隙灯顕微鏡は前眼部の病態を立体的に把握でき優れているが，角膜と水晶体の屈折のため眼底の観察はできない．そこで前置レンズを用いることで被検者の眼の屈折を打ち消し，網脈絡膜，硝子体組織および硝子体境界面の詳細な立体観察および光学的断層面の観察を行う．硝子体混濁や出血，増殖性変化などの明らかな病的変化は通常の検眼鏡でも観察できるが，硝子体牽引や網膜の微細な状態は通常の検眼鏡による眼底検査では難しい．そこで眼底の観察には最初に検眼鏡である程度の把握を行うが，さらに詳細に眼底所見を観察したい時が細隙灯顕微鏡を用いた眼底検査の適応となる．細隙灯顕微鏡による眼底観察法は，診断のみならず眼底疾患に対するレーザー治療法にも応用されている．近年の眼科診療は光干渉断層計の進歩で，後極部網膜の観察は光干渉断層計に移行している．しかし，周辺の詳細な眼底観察も含めて細隙灯顕微鏡による直接観察を行うことで診断を行うことは重要である．中間透光体の混濁が高度の場合は，混濁部位より後方の観察は困難となる．前置レンズの収差，瞳孔形状，角膜や水晶体の収差と混濁，その他の中間透光体の光学条件により，観察可能な範囲と観察像は影響を受けるため，その理論を熟知して検査法を習得する．

原理

　スリット光を照明光として入射させて観察する．眼球の屈折(角膜＋水晶体＝約60 D)は約60 Dであり，その屈折を打ち消すため凹レンズ(−60 Dなど)を前置して正立虚像(正像)を観察する方法と，凸レンズ(＋60〜130 D前後)を前置して倒立実像(倒像)を観察する方法がある(図1)．

[*] Makoto INOUE，〒181-8611　三鷹市新川6-20-2　杏林アイセンター，教授

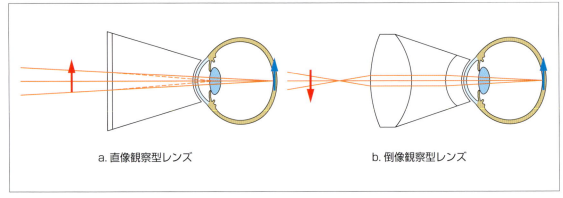

図 1. 直像観察型レンズと倒像観察型レンズ
直像観察型レンズでは－60 D の凹レンズを前置して正立虚像を観察する(a)．倒像観察型レンズでは凸レンズを前置して眼底の倒立実像を眼前に結像させて観察する(b)．

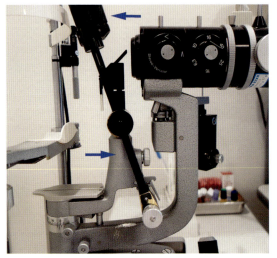

図 2. HAAG-STREIT 型での照明角度の調整
HAAG-STREIT 型では照明系全体を前傾させる．

　正立虚像を観察する方法の代表はゴールドマン三面鏡による眼底観察である．ゴールドマン三面鏡の中心レンズによる観察は硝子体手術でのフラットコンタクトレンズでの観察に類似している．観察倍率が高く立体視が良好である．スリットの特徴であるスリット光による光学的断面の観察も可能である．ゴールドマン三面鏡での周辺眼底の観察はサイドにある角度の異なるミラーを通しての鏡面像を観察する．鏡面像での観察であり，病巣の位置関係が倒像鏡での倒像観察と異なることに注意する．硝子体手術でのプリズムコンタクトレンズはプリズムレンズの収差を打ち消すため眼球を傾けて眼底を観察したほうがよい．一方，ゴールドマン三面鏡はプリズムレンズではなく鏡面像による観察であるため，収差を減らすために眼球を傾ける必要はなく，求める眼底周辺像の位置によってミラーを選択して用いる．

　倒立実像で観察する方法の代表は，広角倒像型レンズによる眼底観察である．硝子体手術での広角観察システムでの観察に類似している．広角な眼底観察が可能であるが立体視に乏しくスリット光による光学的断面を観察するメリットが少ない．

　水平方向の照影角度は，照明系を回転させることにより行われる．垂直方向の照明角の調整はHAAG-STREIT 型と ZEISS 型で異なる．HAAG-STREIT 型では照明系を前傾させる(図2)．ZEISS 型では照明系のプリズムミラーを上下させて照明角を調整する(図3)．また HAAG-STREIT Goldman 900 BQ 型では，左右の視路角を 13°(標準)から 4.5°まで調整できる機能(ステレオバリエーター)が付加できる(図4)．これにより両眼視に影響する観察範囲の観察深度を調整する．視路角を広げるとより立体視が強調される．小瞳孔の症例では視路角を狭めて観察するほうが観察しやすい．

前置レンズの特徴

　眼底像は観察倍率と観察視野に影響される．眼底を良好に観察するためには，そのレンズの特徴を理解しておくことが重要である．

1. 観察倍率

　観察倍率は眼底像の横方向の大きさである横倍

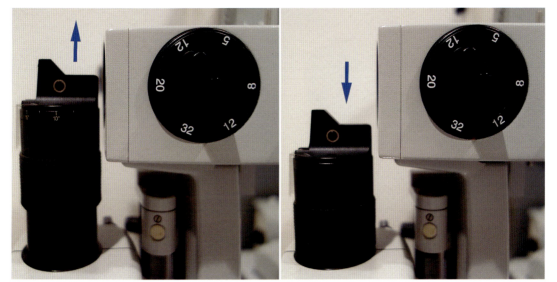

図 3. ZEISS 型での照明角度の調整
ZEISS 型では照明系プリズムミラーを上限(a)から下限(b)まで上下させて照明角を調整する.

率と,立体視に関与する眼底像の奥行きである縦倍率がある.

a) 横倍率(眼底観察像の大きさ)

観察倍率は実際の眼底像と前置レンズによる空中像の大きさの比であり,目の全屈折力(約 60 D)と前置レンズの屈折力の比でほぼ決定され,
像の倍率(横倍率) = 目の全屈折力 / 前置レンズの屈折力
となる.例えば 60 D レンズでは眼球の全屈折力の比が 60/60 で横倍率はほぼ等倍である.それ以上のパワーレンズを前置すると像が縮小され,90 D レンズでは,60/90 = 約 2/3 倍,120〜130 D レンズでは 60/120 = 1/2 倍となる.実際の観察される眼底像の倍率は,前置レンズにより作られる横倍率と細隙灯顕微鏡での観察倍率を掛け合わせたものである.前置レンズによる低倍率は解像度低下に結びつくため細隙灯顕微鏡の倍率を上げても代償できない.またレンズが高屈折となれば焦点距離が短くなり眼と前置レンズの距離も短くなる.

b) 眼底観察像の奥行き(縦倍率)

眼底の隆起度や陥凹度など,観察軸方向の倍率(縦倍率)は,横倍率の二乗に比例する.したがって 60 D 以上の高屈折パワーのレンズ(横倍率が 1.0 未満)では,眼底の隆起は観察しにくくなる.例えば横倍率が ×0.72 である SuperField® レンズ

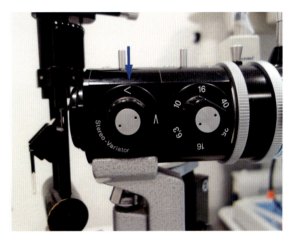

図 4. ステレオバリエーター
HAAG-STREIT Goldman 900 BQ 型では,左右の視路角調整できるステレオバリエーターが内蔵されている.

では,縦倍率は $(0.72)^2 = 0.52$ 倍となり,眼底の奥行きは等倍での観察像の約 1/2 倍となる.さらに,QuadrAspheric® レンズ,SuperField® レンズでは,縦倍率が約 1/4 倍以下の平面的な像となる.つまり広角観察の代償として立体的な観察ができにくくなる.

2. 観察視野

眼底の観察視野は,瞳孔径,前置レンズの屈折力(もしくは焦点距離)とレンズ口径に依存する.前置レンズの観察視野は,屈折力が高いほど,レンズ口径が大きいほど広がる.また,観察眼の屈

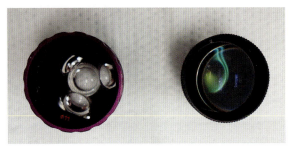

図 5. 接触型の前置レンズ
直像観察型レンズである Goldmann 三面鏡(左)と倒像観察型レンズである QuadrAspheric® レンズ(右)

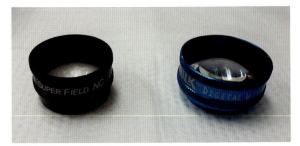

図 6. 非接触の倒像観察型の前置レンズ
SuperField® レンズ(左)や Digital Wide Field レンズ(右)では一般的な眼底観察が可能である.

折にも影響を受ける.近視眼では観察野は広くなり遠視眼では狭くなる.高屈折の前置レンズでは小瞳孔でも眼底の観察ができ,前眼部,中間透光体に混濁があっても混濁がない窓を通して眼底観察ができる.静的観察視野とは,眼球とレンズを動かさないでレンズ口径内で静的に観察される静止状態での視野の広さである.実際の診療では,レンズの位置と向きを操作することにより,さらに周辺部まで眼底観察が可能となる.これが動的観察視野である.

検査方法

被検者の眼前に前置レンズを設置して細隙灯顕微鏡で眼底を観察する.前置レンズには接触型と非接触型がある.接触レンズは点眼麻酔を用いて角膜表面に前置レンズを直接接触させる必要があるが,角膜表面の収差などの光学的影響を受けずに眼底観察ができる(図5).瞬目や眼球運動により観察が妨げられることも少ない.非接触型レンズは被検者の眼にレンズが接触しないため,簡便で衛生的である(図6).レンズの保持が接触型に比べると不安定で涙液層も含めた角膜表面の散乱と収差の影響を受ける.そこで一般的には日常診察では非接触型前置レンズ,眼底を詳細に観察したいときは接触型前置レンズが使用されていることが多い.一般に,標準的な観察には90 D 前後の(標準観察用)前置レンズを用いる.さらに詳細な立体像を要するような正確な眼底観察のためには低屈折・高倍率レンズを,広い視野や焦点深度を要する眼底観察には高屈折レンズを用いる.小瞳孔,白内障眼など観察条件が悪い場合は高屈折(小瞳孔・周辺部観察用)のレンズを用いるとよい.

1. 接触型レンズによる観察(ゴールドマン三面鏡など)

ゴールドマン三面鏡による観察法は倍率が1倍であり眼底の精密検査として最も優れている.角度の異なった3つの鏡を内蔵したコンタクトレンズで,これらの鏡を使い分けて眼底全周を網膜硝子体局所所見の微細に観察できる.眼底後極部は中央部から観察し,眼底周辺部は観察部位に応じて,赤道部用ミラー,周辺部用ミラー,最周辺部・隅角ミラーで観察する.

使用にはまず点眼麻酔を行う.接触型前置レンズの被検者の眼球が接触する側の凹面部に角膜保護剤であるメチルセルロース(スコピゾール®)を満たし,空気が入らないように角膜表面に装着させる.細隙灯顕微鏡で眼底を観察すると歪みの少ない画像が得られる.しかしミラーを通して得られる画像は鏡面像であり,慣れないと眼底の位置関係が把握しづらい.眼底を広角度で観察できる高屈折前置レンズ(Volk 社の TransEquator® レンズや QuadrAspheric® レンズなど)では,広い視野の連続した眼底像が得られ,その簡便さからゴールドマン三面鏡から置き換わり主流になっている.広角である反面,眼底観察の倍率(横倍率)は低くなる.最周辺部の観察には圧迫子アダプター付きレンズやゴールドマン三面鏡に圧迫子アダプター付きアタッチメントを装着することで,強膜圧迫を加えながら硝子体基底部から毛様体扁平部,症例によっては毛様体皺襞部までを詳細に観察することができる.TransEquator® レンズでは観察したい方向に眼球を動かしてもらい,レンズ

の眼球接触面の縁で眼球を圧迫すると最周辺部の眼底観察が可能である．圧迫された眼底の隆起部の頂点は隆起として観察されるため，レンズの角度を変えたり眼球を動かしてもらったりして圧迫部位を移動させながら観察して，最周辺部の病変を明瞭に観察する．

接触型レンズでは非接触型レンズと異なり光学的なロスが少なく網膜光凝固で利用されるが，光学的には周辺部で光学的収差による歪みがある．また光凝固を行う際には高屈折レンズではゴールドマン三面鏡と異なり倍率が異なっていてスポットサイズが異なることを考慮しなくてはいけない．接触型レンズを使用するポイントは前置レンズの固定である．親指と人差し指か中指でレンズを眼前で保持する．腕の固定がポイントになるので肘置きを用いるとよい．レンズが眼球に接触しているため患者が座位で検査を行っていても迷走神経反射で転倒してしまうことがある．検査中の声かけも重要であるが後方に転倒することが多く，患者の後方に介助者を配置しておいたほうがよい．

2．非接触型レンズによる観察

従来はゴールドマン三面鏡による観察が一般的であったが点眼麻酔や角膜保護剤が必要であり，外来で頻繁に用いるには煩雑であった．そこで，外来診療では簡便な非接触型レンズが好まれる．＋90 D や＋78 D の高屈折レンズや，周辺部観察も容易にした Volk 社の SuperField® レンズや Digital Wide Field レンズを用いることで簡便に広い視野で眼底を観察することができる（図 7）．非接触型のレンズでは内眼手術直後の症例でも制限なく使用でき，連続した像で眼底観察ができるため，網膜と硝子体の関係が理解しやすい．観察したい方向に眼球を向けることで非接触型前置レンズではレンズの静的視野以上の動的視野が得られる．

非接触型レンズを使用するポイントは接触型レンズと同様に前置レンズの固定である．異なることは検査と同時に患者の開瞼を補助することであ

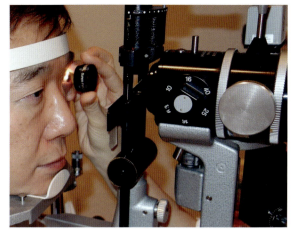

図 7．非接触型の前置レンズの保持
前置レンズは親指と人差し指で保持し，被検眼の上眼瞼を薬指で挙上する．

る．親指と人差し指でレンズを眼前に保持して，中指か薬指で患者の上眼瞼を押さえて開瞼させる（図 7）．腕の固定もポイントになるので肘置きを用いるとよい．角膜表面が乾いてしまっても眼底像の鮮明さが失われてしまうため，被検者に頻回に瞬目してもらって観察しなければならない．

周辺部の眼底観察には 120 D クラスの超高屈折レンズを選択する．通常瞳孔であっても SuperPupil® レンズのような高屈折レンズでは，ある程度の視野で広角眼底観察が可能である．小瞳孔でも広角で眼底観察ができるが，散瞳下では最周辺部の観察にも優れている．

古い形式の細隙灯顕微鏡には非接触型レンズ凹レンズである Hruby レンズ観察ユニットが付属していた．低倍率であり詳細な眼底観察に適しているが，操作法が難しく現在は用いられることがほとんどない．

3．静的観察法と動的観察法

硝子体などを観察する際には，前置レンズを設置してから被検者に間欠的に急峻な眼球運動を行ってもらうと，硝子体線維が鞭を打つように動揺して観察される．その動きから後部硝子体剥離の有無や網膜硝子体癒着部位がより明瞭に観察できる．動的観察法は光干渉断層計では困難であり，前置レンズを用いた眼底観察の利点である．

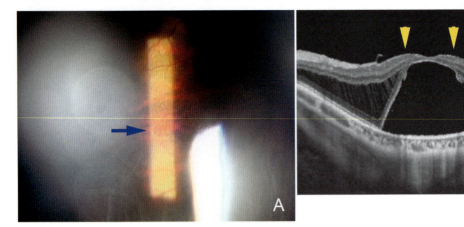

図 8. 近視性牽引黄斑症の硝子体手術後の症例
直接照明法での眼底写真では黄斑部に外層円孔(青矢印)がみられ,その周囲には網膜分離がある(A). 光干渉断層計での黄斑部に外層円孔(青矢頭)とその周囲に網膜分離がある(B). 光干渉断層計のほうが情報量は多い.

4. 細隙灯顕微鏡の操作法
a) 照明光とフィルターの選択

黄色系フィルター(無青色フィルター)を用いた眼底観察では,被検者のまぶしさ,中間透光体の散乱を抑えた眼底観察が行える.また,網膜毒性のある短波長光(青色光)がカットされているため網膜光毒性が低い.逆に硝子体などの観察には不適である.照明光を選択する場合は,細隙灯に内蔵されたフィルターを用いる場合と着色された前置レンズ(主に非接触型)を用いる場合がある.

緑色系フィルター(無赤色フィルター)を用いた照明光は組織の表面反射を得やすいため,網膜神経線維層が明瞭に観察でき,神経線維層欠損の検出などに有用である.

b) 直接照明法と背景照明法

幅広のスリット光を網膜に直接あてて照明された網膜面を観察する(図 8). ごく細いスリット光束を用いれば光学断面により硝子体,網膜面,網膜硝子体境界面が観察される.不透明な組織では,詳細な表面形状が斜めに照明される光のラインの凹凸により確認できる.光学断面に生じる散乱光を観察するため,短波長成分の少ない照明光では光学的断面が観察しにくいのでイエロー系のフィルターは取り除く.

背景照明法は,観察対象からずれた部位に照明光をあて,眼底からの反射光を背景光として,その手前に位置する組織を背景光で照らし出して観察する.硝子体内に浮遊する組織,剝離網膜における網膜下増殖組織の深さなどが観察できる.背景照明法を簡易的に用いるには観察対象に焦点を合わせてから鏡頭を平行に横方向にずらして視野の傍中心部で観察する.視野の中心で観察したい時は,観察対象に焦点を合わせてから照明系のストッパーを解除して,眼底から反射した後方からの背景光が最も見やすい位置にくるように照明角を調整する.

文 献

1) 眼科診療プラクティス編集委員会編:眼科検査ガイド,文光堂,2005.
2) 山田昌和,平形明人,黒坂大次郎:カラーアトラス 細隙灯顕微鏡自由自在―スリットランプでここまでわかる,診断と治療社,2001.
3) 澤 充,岸 章治,鈴木康之ほか:細隙灯顕微鏡アトラス,中山書店,2008.

特集／見えるわかる 細隙灯顕微鏡検査

涙液観察装置

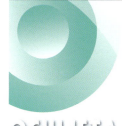

有田玲子*

Key Words： 涙液干渉縞観察装置(tear interferometry)，ドライアイ(dry eye)，マイボーム腺機能不全(meibomian gland dysfunction：MGD)，涙液減少型ドライアイ(aqueous deficient dry eye：ADDE)，蒸発亢進型ドライアイ(evaporative dry eye：EDE)

Abstract： 涙液観察装置は涙液油層の質や量を光干渉と鏡面反射の原理を用いて観察する装置である．現在，本邦では涙液油層を定性的に観察する DR-1α と油層厚を定量的に測定する LipiView が販売されており入手できる．涙液油層の質や量の低下は，蒸発亢進型ドライアイを引き起こす要因となる．蒸発亢進型ドライアイのなかでも特に，一般臨床の現場で私たちが遭遇することが多いのはマイボーム腺機能不全(MGD)である．マイボーム腺の機能を客観的に観察，測定するこの装置は，MGD の診断に大いに役立つだけでなく，ドライアイサブタイプ分類の一助となり，涙液の Homeostasis の証明に役立っている．このように涙液観察装置は私たちが想定していたより，はるかに多くの可能性をもった装置である．ドライアイの病態の謎を涙液観察装置が明らかにしてくれる日も近いかもしれない．

涙液観察装置(tear interferometry)とは

1．原　理

涙液油層の厚みはおよそ100 nm と非常に薄い膜である．白色光を薄膜に照射すると，薄膜の表面と裏面で反射し，それぞれの反射光が互いに強めあったり弱めあったりする干渉現象が発生する．涙液油層表面からの反射光と裏面からの反射光との光路差によって干渉色が出現する[1]（図1-a）．また，non-invasive breakup time(NIBUT)は鏡面反射の原理を用いて測定している（図1-b）．

2．種　類

現在，日本で市販されている tear interferometry は DR-1α®(Kowa 社, Japan)と LipiView®(TearScience 社, USA)である(図2)．LipiView は角膜下方1/3のみの涙液油層の測定を行い，油層厚を定量的に測定できる．DR-1α は角膜全体（中央部も含む）の涙液動態の観察，油層の定性的観察ができる．これらを用いることでドライアイ，マイボーム腺機能不全(MGD)患者の診断や治療効果のモニタリングに役立っている．

a）定性的

DR-1α：涙液油層の光干渉像を観察する機器で，静止画だけでなく，涙液油層の動態を観察できる．NIBUT の計測ができる[2,3]．

b）定量的

LipiView：光学干渉計を用いて，角膜下方1/3の涙液油層の撮影を行い，油層厚を定量的に測定できる[4〜6]．自然瞬目下で15秒間連続撮影する．涙液油層厚(lipid layer thickness：LLT)の干渉色単位の平均値(Avg ICU)，完全な瞬目に対する不完全な瞬目の割合(PB)が得られる．

---

* Reiko ARITA，〒337-0042　さいたま市見沼区南中野626-11　伊藤医院眼科，副院長

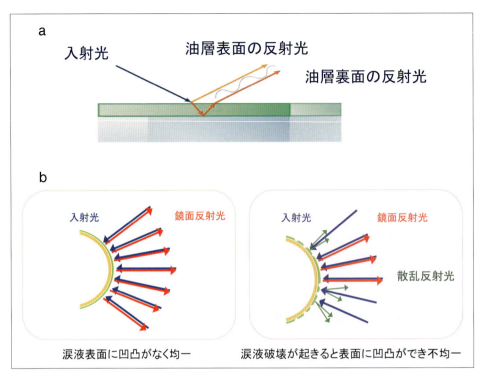

図 1. Tear interferometry の原理
a：干渉現象(干渉縞の原理). 涙液油層表面からの反射光と裏面からの反射光との光路差によって干渉色が出現する. 干渉縞は膜の厚みに応じて変わるので, 虹色が付くということは膜厚が増えているということになる. 逆に, 涙液油層が均一に伸展し, 均一な厚みである場合, 干渉縞は観察されず, 一様に灰色の干渉像が観察される.
b：鏡面反射(non-invasive breakup time の原理). 正常眼では, 涙液が一様に角膜上に伸展し, きれいなレンズ様になり, 涙液表面に凹凸がなく, きれいな光干渉像が得られる. ドライアイ眼では, 涙液層破壊が起こり, その部分は散乱反射する. 得られる光干渉像も不均一となる.

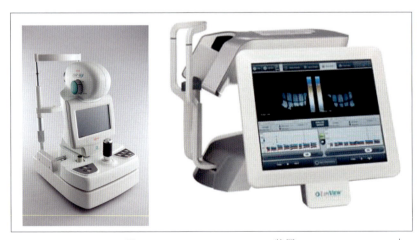

図 2. Tear interferometry の装置　　　　　　　　　　　　　　a｜b
a：DR-1α. 角膜上全面の涙液を動画, 静止画で観察できる. 撮影範囲は WIDE(径 8 mm)と NARROW(横 3.4×縦 2.5 mm)を随時選択することができる.
b：LipiView. 光学干渉計を用いて, 角膜下方 1/3 の涙液油層の撮影を行い, 油層厚を定量的に測定できる.

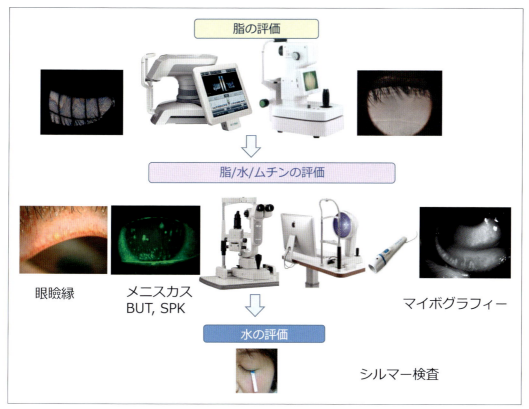

図 3. 診断の手順
ドライアイ症状を訴える患者が来院したらまず tear interferometry を行い涙液油層の量と質を測定する．その後，スリットランプで眼瞼縁を観察，フルオレセイン染色をして角結膜上皮障害の観察，涙液破壊時間の測定，涙液メニスカスの測定，その後，非侵襲的マイボグラフィーでマイボーム腺の形態観察，最後にシルマー検査で涙液分泌量を測定する．

涙液観察装置の実際の使い方

1．観察のコツ

フルオレセイン染色や点眼の影響を受けることがあるため，一定時間経過してからインターフェロメトリーの検査を行う．

DR-1α：涙液動態の観察は，瞬目の影響を大きく受けるため，瞬目のさせ方を一定にすることが重要である．例えば当院では通常どおり2回瞬目するように指示し，それから少なくとも5秒以上開瞼するように促している．

LipiView：DR-1αとは違い，自然瞬目下での撮影を行う．咳やくしゃみ，アイメイクやファンデーションなどの影響を鋭敏に受ける．

2．観察の手順

インターフェロメトリーはフルオレセイン染色後や点眼後に撮影すると正確に測定できないことがある．当院では，ドライアイ症状を訴える患者が来院した場合，まずインターフェロメトリー検査を行っている（図3）．

涙液観察装置の臨床応用

1．正常眼（図4）

正常眼ではLipiViewによる油層厚は75 nm程度である．NIBUTが5秒以上で涙液が安定しており，瞬目後，上眼瞼が引き上がるときに伸展する油層の干渉縞がきれいに観察できる．

2．涙液減少型ドライアイ（図5）

涙液減少型ドライアイでは，LipiViewによる油層厚は100 nm以上となることが多い．これは，のちの項目でも解説するが，涙液量が減少しているドライアイのHomeostasisを維持するための補償反応（compensation theory）と考えられる[7]．NIBUTは5秒未満で，開瞼直後から涙液が不安

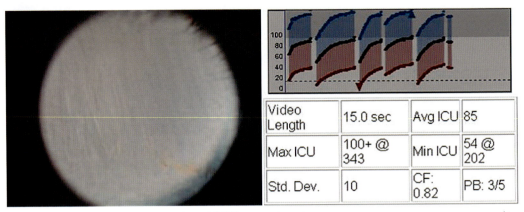

図 4. 正常眼の tear interferometry　　　　　　　　　　　　　　　　a|b

a：DR-1α. 5秒以上の NIBUT で非常に涙液が安定している．瞬目直後に干渉縞が下から上に素早くきれいに上がっていく様子がみえる．Pearl のような輝きに見えることから Pearl-like appearance と名付けられている．

b：LipiView. 油層厚は 85 nm

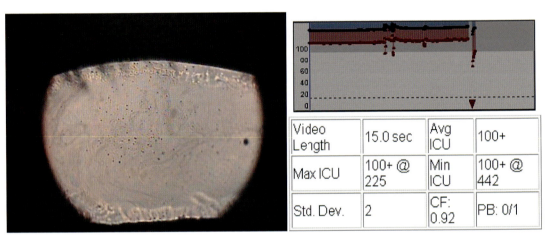

図 5. 涙液減少型ドライアイの tear interferometry　　　　　　　　　　a|b

a：DR-1α. 5秒未満の NIBUT で非常に涙液が不安定．多色干渉縞が観察されることが多く，その様子が Jupiter のように見えることから Jupiter-like appearance と名付けられている．

b：LipiView. 油層厚は 100 nm 以上

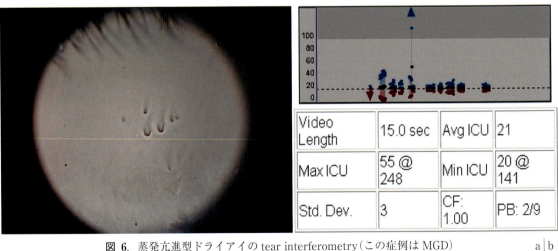

図 6. 蒸発亢進型ドライアイの tear interferometry（この症例は MGD）　　a|b

a：DR-1α. 5秒未満の NIBUT で非常に涙液が不安定．干渉縞はほとんど観察されず無構造なグレーの画像となる．その無機質な感じが Crystal のように見えることから Crystal-like appearance と名付けられている．

b：LipiView. 油層厚は 21 nm

定になる症例も見受けられる．角膜上皮障害を伴う症例は開瞼直後から涙液がブレイクし，角膜上皮が露出する[2]．多色干渉縞が観察される．

3．蒸発亢進型ドライアイ（図6）

蒸発亢進型ドライアイのなかの内因性要因の主因であるMGDではLipiViewによる油層厚は30～50 nm前後であることが多く，重症では20 nm以下となりLipiViewでは測定不能となる．油層機能が低下しているドライアイのHomeostasisを維持するための補償反応として涙液分泌量が増加していることが多い[7,8]．NIBUTは5秒未満で

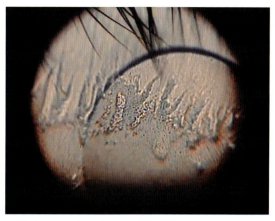

図7．コンタクトレンズ装用眼のtear interferometry
33歳，男性，右眼．強度近視で1日使い捨てソフトコンタクトレンズを17年装用している．ドライアイ症状あり．コンタクトレンズ上にブレイクが起きている．

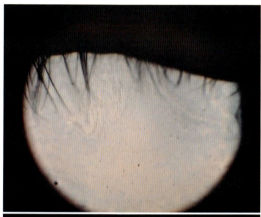
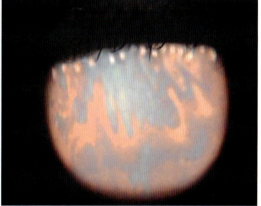
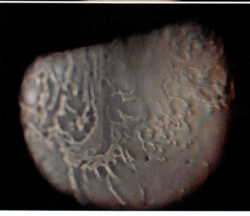

a	b
c	

図8．
DR-1αによるドライアイサブタイプ分類
　a：正常眼
　b：涙液減少型ドライアイ
　c：蒸発亢進型ドライアイ

表1．DR-1αによる干渉縞とNIBUTの組み合わせによるパターン分類

呼称・病態	診　断	定　義
Pearl-like appearance 油層，液層のバランスがよい	正常眼	グレー単色干渉縞 NIBUT≧5秒
Jupiter-like appearance 油層＞液層	涙液減少型	多色干渉縞（Jupiterサイン） NIBUT＜5
Crystal-like appearance 油層＜液層	蒸発亢進型 （MGDなど）	グレーで干渉縞を認めない，無機質でさらさら NIBUT＜5

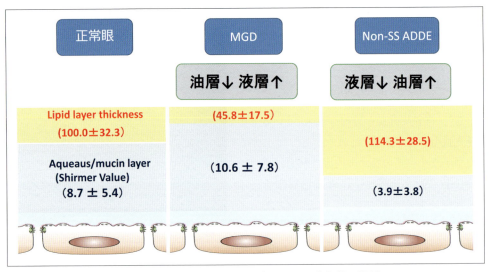

図 9. 涙液の Homeostasis-涙液における水と脂の関係
　正常眼では水層（シルマー値）と油層厚（LipiView による油層厚）がある一定のバランスをとって安定している．その Homeostasis を保とうとして涙液には補償機構がある（compensation theory）．MGD 眼では油層厚が薄い分，水層の分泌が多くなり，涙液減少型では水層の分泌量が減少している分，油層厚が増加している．

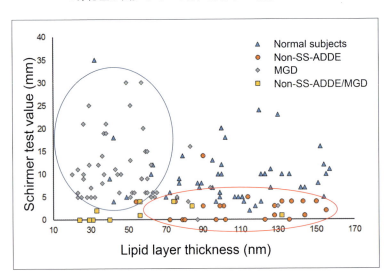

図 10.
DR-1α によるパターン分類と涙液 Homeostasis の関係
図 9 の内容は，DR-1α によるパターン分類（図 8）とよく一致していることがわかる．

開瞼直後から主に下方から縦型のブレイクを起こし，ブレイクは角膜全体にぐんぐん広がる傾向にある．干渉縞は瞬目直後もほぼ観察されない．

4．コンタクトレンズ装用（図 7）

DR-1α で測定するとソフトコンタクトレンズ上の涙液は非装用者に比較して有意に薄く，NIBUT も有意に短縮しており，有意に乾いている[9]．

5．ドライアイのサブタイプ分類

DR-1α は干渉縞と NIBUT の組み合わせにより涙液の油層と液層のバランスを3つのタイプに分類することができる[7]（図 8，表 1）．ドライアイは分泌減少型と蒸発亢進型ドライアイに分類されるが患者の症状からだけでは鑑別できない．両者は病態も治療法も異なる．DR-1α の所見から涙液の油層と液層のバランスを観察することができ，今後の治療法の選択や現在の治療効果の評価に役に立つ．

6．涙液の Homeostasis の証明

昨年，私たちのグループは MGD 患者においてマイボスコア（マイボーム腺の消失面積）とシルマー値は正の相関をすることを報告した[8]．しか

し,涙液減少型患者においては両者の間に負の相関があることの証明はできなかった.今回,油層のパラメータとして LipiView による油層厚を用いると MGD 患者において油層厚とシルマー値は負の相関をし,涙液減少型患者では両者においても負の相関があることを証明できた(図9).DR-1α による Pattern 分類ともよく一致する(図10)[7].

文 献

1) Doane MG：Abnormalities of the structure of the superficial lipid layer on the in vivo dry-eye tear film. Adv Exp Med Biol, **350**：489-493, 1994.
   Summary Tear interferometry の原理を最初に発表した論文.この領域のバイブル.
2) Yokoi N, Takehisa Y, Kinoshita S：Correlation of tear lipid layer interference patterns with the diagnosis and severity of dry eye. Am J Ophthalmol, **122**(6)：818-824, 1996.
3) Goto E, Dogru M, Kojima T, et al：Computer-synthesis of an interference color chart of human tear lipid layer, by a colorimetric approach. Invest Ophthalmol Vis Sci, **44**(11)：4693-4697, 2003.
4) Finis D, Pischel N, Schrader S, et al：Evaluation of lipid layer thickness measurement of the tear film as a diagnostic tool for Meibomian gland dysfunction. Cornea, **32**(12)：1549-1553, 2013.
   Summary 世界で初めて涙液油層の定量化をし,研究用だけでなく診療用にも商品化された LipiView 発売に伴う論文.
5) King-Smith PE, Fink BA, Nichols JJ, et al：The contribution of lipid layer movement to tear film thinning and breakup. Invest Ophthalmol Vis Sci, **50**：2747-2756, 2009.
6) King-Smith PE, Hinel EA, Nichols JJ：Application of a novel interferometric method to investigate the relation between lipid layer thickness and tear film thinning. Invest Ophthalmol Vis Sci, 2418-2423, 2010.
7) Arita R, Morishige N, Fujii T, et al：Tear interferometric patterns reflect clinical tear dynamics in dry eye patients. Invest Ophthalmol Vis Sci, **57**(8)：3928-3934, 2016.
   Summary DR-1α を用いてドライアイサブタイプ別分類を行い,さらに涙液における interactive compensation theory を証明した論文.Tear interferometry の無限の可能性を感じる論文.
8) Arita R, Morishige N, Koh S, et al：Increased tear fluid production as a compensatory response to meibomian gland loss：a multicenter cross-sectional study. Ophthalmology, **122**(5)：925-933, 2015.
9) Maruyama K, Yokoi N, Takamata A, et al：Effect of environmental conditions on tear dynamics in soft contact lens wearers. Invest Ophthalmol Vis Sci, **45**(8)：2563-2568, 2004.

特集／見えるわかる 細隙灯顕微鏡検査

マイボグラフィー

白川理香*

Key Words： マイボーム腺 (meibomian gland)，マイボグラフィー (meibography)，ドライアイ (dry eye disease)，マイボーム腺機能不全 (meibomian gland dysfunction)

Abstract： マイボグラフィーとはヒト生体内のマイボーム腺を観察する装置であるが，現在普及しているのは赤外光を用いた非接触性マイボグラフィーで，非侵襲的に眼瞼全体のマイボーム腺が観察できる．細隙灯顕微鏡付属型，持ち運び型，トポグラフィー付属型がある．上眼瞼は翻転，下眼瞼は下方に引き眼瞼結膜を露出させた状態で撮影する．

正常眼のマイボーム腺腺房は白く写り，直線的で瞼板の範囲全体に分布するため上眼瞼のほうが下眼瞼より長い．分泌低下型マイボーム腺機能不全眼ではマイボーム腺開口部から始まる脱落，腺房の萎縮による短縮，途絶，腺房の濃淡のまだら化などが観察される．マイボーム腺の脱落面積によって4段階に分類するマイボスコア（1眼瞼ごとに0～3）が提唱されている．高齢者では正常眼での一眼のマイボスコアの平均値は2前後であるが，それ以上の場合，眼瞼縁やマイボーム腺開口部所見を加味して総合的にマイボーム腺機能不全を診断する．

マイボグラフィーの変遷

ヒト生体内のマイボーム腺を観察する試みは1970年代からなされており[1]，硝子体手術用の光源を用いたもの，赤外光を用いたものなどが開発されたが，光源プローブを眼瞼に直接接触するもので観察範囲が一部分に限られ，疼痛や不快感があり普及しなかった．2008年に有田らが開発した非接触型マイボグラフィー[2]（ノンコンタクトマイボグラフィー，トプコン社）は細隙灯顕微鏡に小型赤外線CCDカメラと赤外線透過フィルターを搭載し，赤外光を搭載したもので非侵襲的に眼瞼全体のマイボーム腺を観察でき，マイボグラフィーのブレイクスルーとなった．さらに2012年には携帯式のペン型マイボグラフィー[3]（マイボペン，ジャパンフォーカス社）が開発され，細隙灯顕微鏡に顔を乗せられない患者や乳幼児のマイボーム腺の観察も可能となった．さらに角膜トポグラフィーや眼底カメラなどの付属機能としてマイボグラフィーが撮影可能な機種が発売されている．

撮影原理

観察光が可視光線の場合，眼瞼結膜や瞼板での散乱が大きくマイボーム腺を詳細に観察することはできない．赤外光を用いて観察を行うと散乱の問題は生じず，マイボーム腺を観察することができる．赤外光は深部到達度が高く，瞼板を透過し，マイボーム腺によって反射される．白色に写るのがマイボーム腺の腺房である．

* Rika SHIRAKAWA，〒113-8655 東京都文京区本郷 7-3-1 東京大学医学部附属病院眼科・視覚矯正科

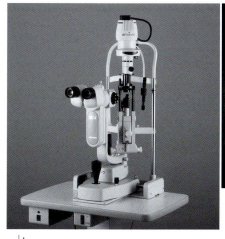
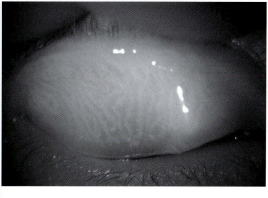

図 1.
a：ノンコンタクトマイボグラフィー DC4（トプコン社）
b：マイボグラフィー画像（上眼瞼）

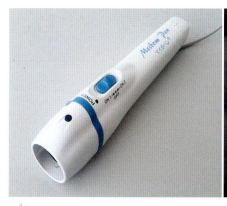
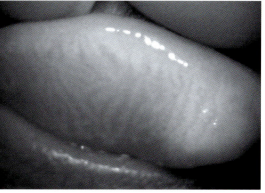

図 2.
a：マイボペン（ジャパンフォーカス社）
b：マイボグラフィー画像（上眼瞼）

現在本邦で入手可能な非接触型マイボグラフィー

1. 細隙灯顕微鏡付属型（ノンコンタクトマイボグラフィー DC4, トプコン社）（図1）

倍率や光量が変えられる．患者の移動なく，細隙灯顕微鏡のカラー画像から切り替えひとつで，手軽に高解像度で観察できる．

2. 持ち運び型（マイボペン，ジャパンフォーカス社）（図2）

倍率・光量は固定，軽量，小型で持ち運びでき，座位を保てない患者や小児の観察も可能である．可視光モードで前眼部カラー画像も記録できる．

3. トポグラフィー付属型（ケラトグラフ 5M, OCULUS 社）（図3）

倍率・光量は固定，マイボーム腺強調機能や反射除去機能があり，マイボーム腺がより明瞭に見える画像処理ができる．

マイボグラフィーの使用方法

1. 細隙灯顕微鏡付属型

顎乗せに顔をセットし，上眼瞼の場合は翻転，下眼瞼の場合は下方に引いて眼瞼結膜が観察できるようにしてフィルターを挿入し，モードをマイボグラフィーモードに切り替える．モニターに白黒の眼瞼像が写るので光量，倍率，ピントを調整して観察する（図4）．

2. モバイルペン型マイボグラフィー

マイボペンのスイッチを入れ可視光ライトをオフにし，赤外光モードで眼瞼を撮影する．フットスイッチまたはパソコンのファンクションボタン

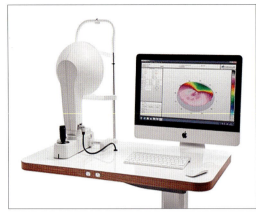
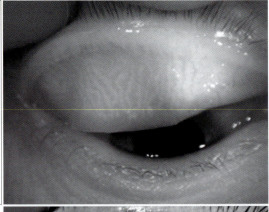
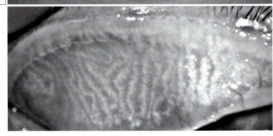

図 3.
a：ケラトグラフ 5M（OCULUS 社）
b：マイボグラフィー画像．上眼瞼：常画像
c：マイボグラフィー画像．マイボーム腺強調画像

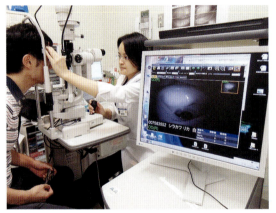

図 4．マイボグラフィー撮影風景
（ノンコンタクトマイボグラフィー DC4，トプコン社）

で，静止画撮影，動画撮影ができる．焦点距離は約 10 mm なのでマイボペンを持っている手を前後させ調整する（図 5-a）．臥位でも同様に行う（図 5-b）．乳幼児の撮影も可能である（図 5-c）．

いずれの場合も暗室下のほうがディスプレイ上のコントラストがはっきりして撮影しやすい．眼瞼結膜浮腫・瘢痕化が強い場合，写りにくい．反射を最小限にするように手や光源の向きを微調整するのがポイントである．

画像の評価方法

正常眼のマイボーム腺腺房は白く写り，直線的で瞼板の範囲全体に分布するため上眼瞼のほうが下眼瞼より長い（図 6）．分泌低下型マイボーム腺機能不全眼ではマイボーム腺開口部から始まる脱落，腺房の萎縮による短縮，途絶，腺房の濃淡のまだら化などが観察される（図 7）．

マイボスコア：マイボーム腺の脱落面積によって 0～3 まで 4 段階に分類する（表 1）．上下，別々にスコアリング（0～3）し，上下のマイボスコアの合計を一眼のマイボスコア（0～6）とする．加齢でもマイボーム腺の面積は減少することがわかっており，60 歳以上の正常眼での一眼のマイボスコアの平均値は 2 前後である[2]．それ以上のマイボスコアである場合，眼瞼縁の血管拡張，皮膚粘膜移行部の移動，マイボーム腺開口部の閉塞所見などを加味して総合的にマイボーム腺機能不全を診断する[4]．

マイボグラフィーでわかってきたこと

マイボグラフィーを用いた今までの研究で，コ

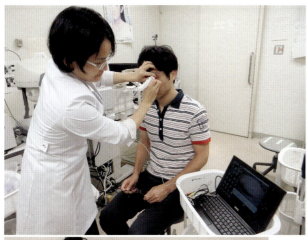
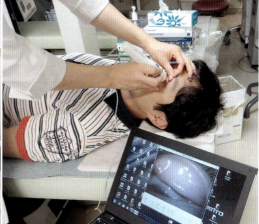
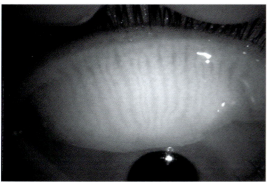

a	b
c	

図 5. 持ち運び型マイボグラフィー撮影風景(マイボペン，ジャパンフォーカス社)
a：座位
b：臥位
c：小児の撮影例，臥位

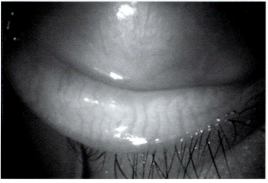
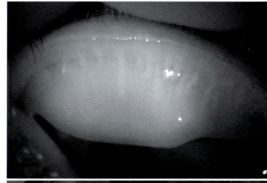
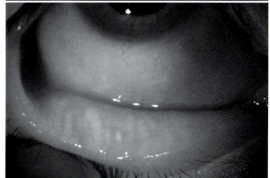

図 6. 正常眼(27 歳，女性)
マイボスコア：上 0，下 0，合計 0

図 7. MGD 眼(72 歳，女性)
マイボスコア：上 3，下 2，合計 5

表 1. マイボスコア

マイボーム腺の分布範囲によって 0 から 3 まで 4 段階に分類．上下，別々にスコアリング(0～3)し，上下のマイボスコアの合計を一眼のマイボスコア(0～6)とする．

Grade	マイボーム腺の分布範囲
Grade 0	マイボーム腺が瞼板全体に分布
Grade 1	マイボーム腺の消失面積が瞼板全体の 1/3 未満
Grade 2	マイボーム腺の消失面積が瞼板全体の 1/3 以上 2/3 未満
Grade 3	マイボーム腺の消失面積が瞼板全体の 2/3 以上

ンタクトレンズ装用眼のマイボーム腺は正常眼に比べ有意に短縮していること[5]，通年性アレルギー性結膜炎のマイボーム腺は正常眼に比べ有意に屈曲が多いこと[6]，抗緑内障薬長期点眼患者のマイボーム腺は有意に脱落が多いこと[7]，眼部放射線治療後にマイボーム腺の萎縮・脱落が認められること[8]，生後 1 か月の小児でも成人同様のマイボーム腺像が確認できること[9]，顆粒状角膜ジストロフィ type 2 で脱落が多いこと[10]，霰粒腫では低反射，脂腺癌では高反射に撮影されること[11]などが明らかになった．

マイボグラフィーの今後

マイボーム腺の消失面積を計算する定量化ソフトウェアが開発中である[12]．近年ドライアイの約 86％はマイボーム腺機能不全によるものであることが報告され[13]，眼表面疾患診療時のマイボーム腺評価が重要視されており，マイボグラフィーはより身近な routine examination の 1 つとして浸透しつつある．

文献

1) Tapie R: Biomicroscopial study of Meibomian glands (in French). Ann Ocul (Paris), 210: 637-648, 1977.
2) Arita R, Itoh K, Inoue K, et al: Noncontact infrared meibography to document age-related changes of the meibomian glands in a normal population. Ophthalmology, 115(5): 911-915, 2008.
3) Arita R, Itoh K, Maeda S, et al: A newly developed noninvasive and mobile pen-shaped meibography system. Cornea, 32(3): 242-247, 2013.
4) 天野史郎，有田玲子，木下 茂ほか：マイボーム腺機能不全ワーキンググループ：マイボーム腺機能不全の定義と診断基準．あたらしい眼科，27(5): 627-631, 2010.
5) Arita R, Itoh K, Inoue K, et al: Contact lens wear is associated with decrease of meibomian glands. Ophthalmology, 116(3): 379-384, 2009.
6) Arita R, Itoh K, Maeda S, et al: Meibomian gland duct distortion in patients with perennial allergic conjunctivitis. Cornea, 29(8): 858-860, 2010.
7) Arita R, Itoh K, Maeda S, et al: Effects of long-term topical anti-glaucoma medications on meibomian glands. Graefes Arch Clin Exp Ophthalmol, 250(8): 1181-1185, 2012.
8) 伊藤泰明，平岡孝浩，南川裕香ほか：非接触型マイボグラフィーを用いた放射線治療後のマイボーム腺の評価．日眼会誌，116(8): 715-720, 2012.
9) Shirakawa R, Arita R, Amano S: Meibomian gland morphology in Japanese infants, children, and adults observed using a mobile pen-shaped infrared meibography device. Am J Ophthalmol, 155(6): 1099-1103, 2013.
10) Sakimoto T: Granular corneal dystrophy type 2 is associated with morphological abnormalities of meibomian glands. Br J Ophthalmol, 99(1): 26-28, 2015.
11) Nemoto Y, Arita R, Mizota A, et al: Differentiation between chalazion and sebaceous carcinoma by noninvasive meibography. Clin Ophthalmol, 18(8): 1869-1875, 2014.
12) Arita R, Suehiro J, Haraguchi T, et al: Objective image analysis of the meibomian gland area. Br J Ophthalmol, 98(6): 746-755, 2014.
13) Lemp MA, Crews LA, Bron AJ, et al: Distribution of aqueous-deficient and evaporative dry eye in a clinic-based patient cohort: a retrospective study. Cornea, 31(5): 472-478, 2012.

特集/見えるわかる 細隙灯顕微鏡検査

スリットスキャン型前眼部解析装置

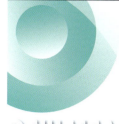

山口剛史*

Key Words : Scheimpflug 型カメラ (Scheimpflug camera),高次収差 (higher order aberration),角膜不正乱視 (corneal irregular astigmatism),角膜混濁 (corneal opacity),角膜移植 (corneal transplantation)

Abstract:スリットスキャン型角膜形状解析装置は,非侵襲的で短時間に撮影が可能な前眼部イメージング装置で,ここでは国内でも広く普及した Pentacam (Oculus) を中心に取り上げる.Petacam の最大の特徴は,前眼部のさまざまな病態に対応した幅広く多目的なソフトウェアである.角膜乱視の精密な測定や初期の円錐角膜のスクリーニング,コンタクトレンズのフィッティング,白内障手術の眼内レンズ (IOL) 決定,緑内障診療での隅角の評価などの日常診療で汎用性が高い疾患から,角膜移植後の高次収差解析,角膜ジストロフィでの角膜混濁の定量化など専門性の高い比較的稀な疾患の臨床研究の応用にも非常に有用な器械である.本稿では,Scheimpflug 型角膜形状解析の原理から臨床での実際の使用法などを簡単に解説する.

スリットスキャンとは

　一般に,スリットスキャン技法とは細いスリット越しに被写体を連続的に撮影するテクニックで,美術の分野では静止する背景と動く被写体を一定速度のスリットを通して撮影した映像を組み合わせた作品を指す.経時的に光景をスキャンし再構成した画像では,動くものは現実とは異なるゆがんだものに写るが,眼科で使用するスリットスキャン型前眼部解析装置では,被写体がカメラを固視し静止しているので,経時的に一定速度でカメラと光源を動かしながら前眼部を撮影し,画像を再構成させることで立体的な情報が得られる有用な技術である(図1).

スリットスキャン撮影の眼科応用

　眼科の分野におけるスリットスキャン型前眼部解析装置は,患者の眼を一定速度で動かすことは不可能であることから,カメラとスリットを同時に一定間隔で動かしながら異なる角度から撮影し,画像を再構成させる技術を指す.

　スリットスキャン型前眼部解析装置が登場するまでは,マイヤー像の角膜上に投影し,その反射を撮影し定性的に判断するフォトケラトスコープ(図2)や,投影したマイヤー像をデジタル処理し不正乱視を解析する TMS などの投影型角膜形状解析装置が主流であった(図3).大きく革新された点として,投影型角膜形状解析装置は,マイヤー像の反射像が写る角膜前面のみの解析にとどまったが,スリットスキャン型前眼部解析装置は角膜前面・後面・前房深度・隅角構造など,細隙灯顕微鏡で観察できる前眼部構造を,立体的に深度をもって,再現し定量化できる点で,形状解析に大きな進歩をもたらしたといえよう.ビデオケラトスコープなどの投影型角膜形状解析装置はデータ取得が一瞬で完了するため眼球運動の影響は受けないが,スリットスキャン型前眼部解析装置では

---

* Takefumi YAMAGUCHI,〒272-8513　市川市菅野 5-11-13　東京歯科大学市川総合病院眼科学教室,講師

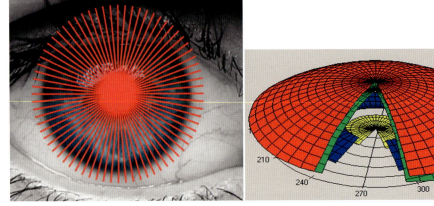

図 1. Pentacam では前眼部（角膜前面から虹彩・水晶体後面まで）の 50 面の断層写真を撮影し立体的な情報として，解析できる．

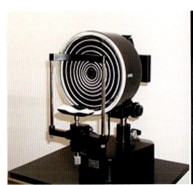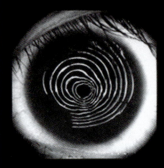

図 2.
フォトケラトスコープ
　a：フォトケラトスコープ
　b：円錐角膜の結果
定性的な測定であったが，円錐角膜の診断や経時的な変化を見比べることで円錐角膜の進行の評価に有効であった．

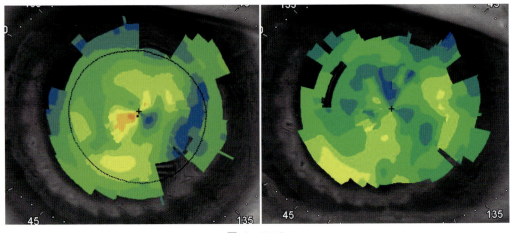

図 3．TMS
同日に撮影した角膜移植後の TMS．角膜前面の不正乱視の評価に有効であるが，涙液の影響を大きく受けてしまう．このように角膜移植後の不正乱視が比較的少ない症例でも，縫合部を境に涙液層が不安定になるため，特に角膜グラフト上では涙液の影響を受け，撮影するごとに異なる結果となる．

スキャンが完了するまでに眼球が動くと測定結果に大きく影響するが，固視灯や近年の器械の改良で撮影時間は非常に短くなり検査のうえで mis-alignment の頻度はかなり低い．また，ビデオケラトスコープは涙液の影響を大きく受けるため角膜形状解析結果を診断する際には注意を要する（この欠点を逆手にとり涙液安定性評価に用いたのが tear film stability analysis system：TSAS）

表 1.

Pentacam	Orbscan Ⅱz
シャインプルーク型トポグラファー	スリットスキャン型角膜トポグラファー
角膜前後面,虹彩・水晶体前後面の計測が可能で,角膜厚,前房深度,隅角の情報も得られる	角膜前後面,虹彩・水晶体前面の計測が可能で,角膜厚,前房深度の情報も得られる
1.5～2 秒 解析時間が短く測定範囲も広い マイヤー像の解析ではないため,角膜上皮や涙液の影響を受けにくい	1.4 秒 瞬目,眼の動き,角膜表面の乾燥などの影響を受ける →プラチドディスクを搭載して併用することで対策

が,スリットスキャン型前眼部解析装置では涙液の影響を受けにくいという利点がある.本稿では,Pentacam と Orbscan について取り上げて解析したい.

スリットスキャン型前眼部解析装置の原理

ここでは現在国内で普及している 2 種類の異なるスリットスキャン型角膜形状解析(Pentacamと Orbscan)について,それぞれの原理と検査データの解釈について解説する(表 1).

まず Pentacam は,スリット照明システムと回転式 Scheimpflug カメラの原理を利用している.Scheimpflug カメラとは,通常のレンズではレンズ面とフィルム面(ここでは CCD)が平行にあるため,一定距離のみで焦点の合う像が得られるが,Scheimpflug カメラの原理とは被写体面とレンズの主面,像面の 3 つを延長した面が 1 か所に交われば,像面全体でピントが合うというものである.この原理によって被写体の深度が増加して広い範囲(角膜前面から水晶体後面まで)で,明瞭にイメージングが可能となる.瞳孔と固視状態を確認する中央のカメラと,波長 475 nm の青色 LED 光を使用して角膜を斜めから撮影する回転式 Scheimpflug カメラが搭載されており,得られた Scheimpflug 像から角膜前後面の形状が解析できる.BFS の解析から,3D の前房解析や,角膜の各部位における角膜厚および,そこから導かれる眼圧の補正式,また角膜前面形状のパラメータをもとにした円錐角膜の自動診断プログラム,角膜の収差解析プログラム,475 nm での光の反射量を定量化する densitometry も付属している.回転式 Scheimpflug カメラの大きな特徴として TMSや Orbscan と比べて角膜中央のデータ量が多いということが挙げられる.データが測定不能となることは少ないが,固視の状態,瞬目,フォーカス・アラインメント,頭位固定のずれなどでアーチファクトが発生したときには,測定を再検することが望ましい.測定結果の信頼性指標(quality specification:QS)として表示される.角膜混濁が強い場合には,角膜後面,水晶体,隅角はイメージできない.

一方,Orbscan では,細隙灯顕微鏡と同じ原理で投射したスリット光から角膜前後面と角膜厚を測定するスリットスキャンが作動し,マイヤー像の撮影も行われる(Orbscan Ⅱz では,撮影中の涙液層のブレークアップを考慮して先にマイヤー像の撮影を行うように変更された).スリットスキャンは左右 45°方向からの 2 つのスリットを 1.4 秒程度で同時に左右に動かし,1 スリットの断面上 240 点の角膜前後面の高さのデータを CCD カメラから取り込む方式である.ここでも,「検出器と対象眼までの距離が一定である」という前提で位置の計算が行われる.Orbscan Ⅱz では主に BFS(best fit sphere)という方法を用い,高さを単純なマップ(true elevation)で表示することができる.これは得られたデータから測定面に対する近似球面(BFS)を最小二乗法で算出し,そこから各点の高さを表示したもので,単純な高さのマップと比べてデータの分布幅が狭く,スケールを細かく設定できるため微小変化を把握しやすい.ただし,同一眼でもデータの状態により BFS の径が変化しマップの様相が異なることがあり,逆に,同じように見えるマップでも BFS の径が違うと意味合いが変わってしまうことがあり,比較する際にはこの BFS の半径に注意が必要である.

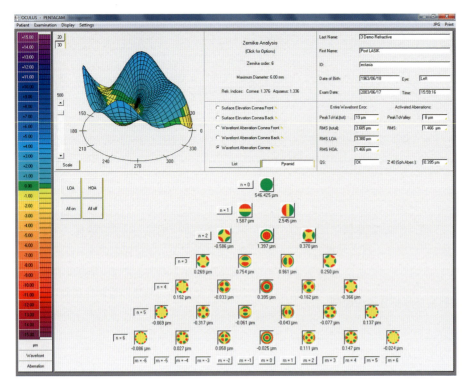

図 4.
角膜の高次収差解析
(ゼルニケ解析)

スリットスキャン型角膜解析装置で解析できること

スリットスキャン型角膜解析装置の最大のメリットは、充実したソフトウェアで、スクリーニングから診断、治療効果の判定などが可能なことである。円錐角膜、眼内レンズ(IOL)度数計算、角膜の高次収差解析、角膜混濁の定量化など、前眼部疾患の臨床に非常に幅広く有用な器機といえる。ここでは、高次収差解析、IOL 度数計算、円錐角膜のスクリーニングについて述べる。

1. 角膜不正乱視の評価

角膜の不正乱視を角膜前面・後面・全体の3つの波面収差量としてゼルニケ解析を出力することができる (図 4)。Wavefront aberration cornea front (角膜前面)、wavefront aberration cornea back (角膜後面)、wavefront aberration cornea (角膜前面+後面)を選択すると、それぞれの解析結果が表示される。RMS HOA がゼルニケ解析の 3~8 次までの平方二乗根で、これが視力と相関するので、臨床的に重要である[1)~6)]。ゼルニケ解析は 8 次まで表示され、各ゼルニケ項を見ることで、例えば「n=3 のコマ収差が増えていると、円錐角膜様の形状変化が出ている」など、ある程度の角膜形状異常の傾向を知ることができる。また、前面と後面を比較することで、どの部位由来(前面か後面か)の高次収差が大きいかがわかり、前面と全体(前面+後面)の RMS HOA を比較することで、後面が悪影響を及ぼしているかどうかを評価できる。パーツ移植が普及した施設でどの部位に収差量が多いかを特定できるので、角膜移植術後成績の評価にも有用である。

2. 角膜の densitometry

角膜の後方散乱の強度を densitometry として定量化することができる (図 5)。これは角膜ジストロフィなどの混濁疾患の混濁の程度[7)8)]や角膜内皮移植(DSAEK)後の上皮下混濁の定量化などに有効であるが[9)~11)]、このデータは Scheimpflug カメラの測定光(短波長)に対する散乱である。しかし、屈折(=角膜形状解析の光学データ)は波長に比例するなど規則的であるのに対して、散乱は測定光の波長と散乱の原因の物体の大きさに大きく左右されるため、果たして実際のヒトの視機能への影響を反映するかどうかは注意して評価する必要があるが、参考所見として用いるのには有効であろう。解析径(0~2, 2~6, 6~10, 10~12 mm)

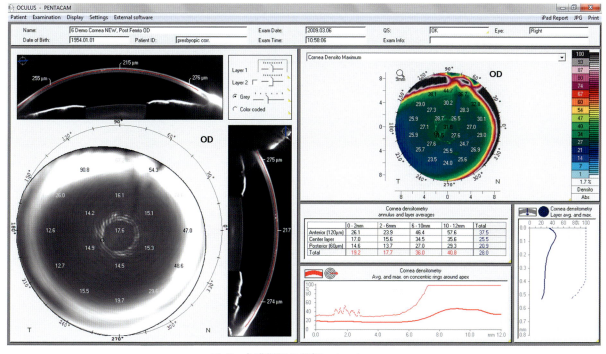

図 5. 角膜混濁の評価　densitometry

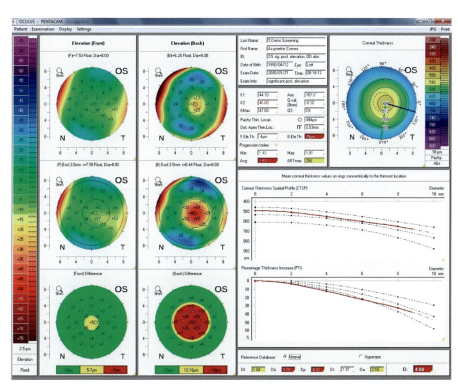

図 6.
Berlin/Abrosio Enhanced Ectasia display

や深さごとに平均の density 値が表示される．細隙灯顕微鏡で評価しても，非常に透明な角膜でも角膜浅層で輝度が高くなり，移植後のとてもきれいな上皮層でもさらに輝度が高くなってしまう短波長であるので，その解釈に注意を要する．

3．円錐角膜のスクリーニング

Pentacam に搭載された円錐角膜のスクリーニングのソフト Berlin/Abrosio Enhanced Ectasia display(図 6)では，通常の elevation map(上段)，角膜最薄部付近 3.5 mm を除外し算出された

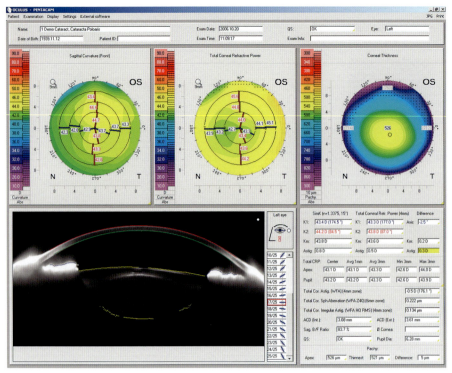

図 7.
Cataract Pre-OP map

BSF に基づく elevation map(中段:enhanced height map), これら2つの差の map(下段)が表示され, この手法を用いると突出部位が強調されるため, 初期の円錐角膜の診断に有用とされる.

4. Cataract Pre-OP map

角膜の屈折力, 乱視量, 球面収差量, 前房深度などが表示され, toric IOL や非球面 IOL の選択, 術前の前房深度の把握に有用である(図7). また, 屈折矯正術後の IOL 度数計算にもスリットスキャン型角膜形状解析のデータを用いることはより正確な度数の決定に有用である. ただし, 角膜混濁などの症例では, これらの器機は短波長の測定光を用いた測定のため, 混濁部での光の散乱により角膜屈折力の測定値の誤差が大きくなる可能性が高いので注意を要する.

文献

1) Yamaguchi T, Negishi K, Yamaguchi K, et al：Effect of anterior and posterior corneal surface irregularity on vision after Descemet-stripping endothelial keratoplasty. J Cataract Refract Surg, **35**(4)：688-694, 2009.
2) Muftuoglu O, Prasher P, Bowman RW, et al：Corneal higher-order aberrations after Descemet's stripping automated endothelial keratoplasty. Ophthalmology, **117**(5)：878-884 e6, 2010.
3) Yamaguchi T, Negishi K, Yamaguchi K, et al：Comparison of anterior and posterior corneal surface irregularity in Descemet stripping automated endothelial keratoplasty and penetrating keratoplasty. Cornea, **29**(10)：1086-1090, 2010.
4) Yamaguchi T, Ohnuma K, Tomida D, et al：The contribution of the posterior surface to the corneal aberrations in eyes after keratoplasty. Invest Ophthalmol Vis Sci, **52**(9)：6222-6229, 2011.
5) Koh S, Maeda N, Nakagawa T, et al：Characteristic higher-order aberrations of the anterior and posterior corneal surfaces in 3 corneal transplantation techniques. Am J Ophthalmol, **153**(2)：284-290 e1, 2012.
6) van Dijk K, Droutsas K, Hou J, et al：Optical quality of the cornea after Descemet membrane endothelial keratoplasty. Am J Ophthalmol, **158**(1)：71-79 e1, 2014.
7) Wacker K, McLaren JW, Amin SR, et al：Corneal high-order aberrations and backscatter in Fuchs'endothelial corneal dystrophy. Ophthalmology, **122**(8)：1645-1652, 2015.
8) Kamiya K, Kobashi H, Igarashi A, et al：Effect of light scattering and higher-order aberrations on

visual performance in eyes with granular corneal dystrophy. Sci Rep, **6**：24677, 2016.
9) Uchino Y, Shimmura S, Yamaguchi T, et al：Comparison of corneal thickness and haze in DSAEK and penetrating keratoplasty. Cornea, **30**(3)：287-290, 2011.
10) Koh S, Maeda N, Nakagawa T, et al：Quality of vision in eyes after selective lamellar keratoplasty. Cornea, **31**(suppl 1)：S45-S49, 2012.
11) Kamiya K, Asato H, Shimizu K, et al：Effect of intraocular forward scattering and corneal higher-order aberrations on visual acuity after Descemet's stripping automated endothelial keratoplasty. PLoS One, **10**(6)：e0131110, 2015.

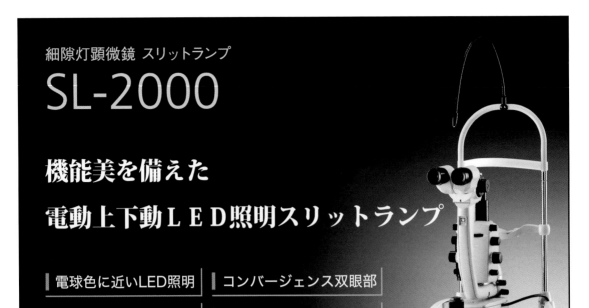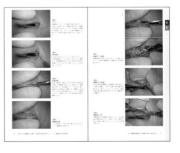

特集／見えるわかる 細隙灯顕微鏡検査

前眼部 OCT

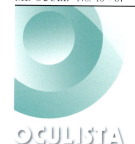

戸田良太郎[*1]　近間泰一郎[*2]

Key Words： 前眼部 OCT (anterior segmental optical coherence tomography)，スペクトラルドメイン OCT (spectral-domain OCT)，スウェプトソース OCT (swept-source OCT)

Abstract： 前眼部 OCT は，細隙灯顕微鏡では検出できない混濁した組織の観察，高倍率の観察，測量(定量化)ができる．本稿では，前眼部 OCT の測定原理，検査時の注意点，得られる所見を症例提示しながら解説する．

はじめに

前眼部における optical coherence tomography (以下，OCT) の臨床応用は 1994 年に初めて報告され[1]，それ以降，前眼部疾患の診断や前眼部手術の術前および術後評価に使用されている．細隙灯顕微鏡検査は可視光であるスリット光束を斜めから照射し，直接照明法と間接照明法を利用し定性的な観察を行うが，OCT は赤外光を用いて断層情報を取得する．細隙灯顕微鏡検査に対する優位性は，混濁した組織の観察，高倍率の観察，測量(定量化)の 3 点である[2]．本稿では，前眼部 OCT の測定原理，検査時の注意点，得られる所見を症例提示しながら解説する．

光干渉断層計(OCT)の原理と機種

OCT は，組織断面を取得して，それを 3 次元立体構築するものである．原理の違いによりタイムドメイン OCT(TD-OCT)，スペクトラルドメイン OCT(SD-OCT)，スウェプトソース OCT(SS-OCT)に大別される．初期の OCT は，参照光とプローブ光の光路長差を変化させ，連続的に試料の散乱分布を反映する干渉波形を得る TD-OCT であったが，現在はより高速で解像度が高いフーリエドメイン OCT(FD-OCT)が主流である．FD-OCT は，SD-OCT と SS-OCT に分かれる．FD-OCT は，参照光とプローブ光を分光し，スペクトル領域で干渉信号を計測し，フーリエ変換して試料の断層情報を得るものである．これはさらに，広帯域波長の光源を回折格子と 1 次元センサを用いてスペクトル分解し，スペクトル干渉信号を取得する SD-OCT，光源の波長を時間的に掃引させ，その波長変化を時間的に計測することでスペクトル干渉信号を取得する SS-OCT に分かれる．SD-OCT で前眼部測定が可能な装置の特徴は，本来網膜用のため波長が 840 nm であり，解像度が高く高倍率で表示されるが測定範囲は狭い．これに対して，SS-OCT は，同じ FD-OCT に属するが前眼部専用の装置のため波長が 1,310 nm で，SD-OCT より低倍率で表示されるが測定範囲は広く，3 次元解析や角膜形状解析が可能である[2]．このように，機種毎で測定波長による測定範囲の違いや解像度の差があり，得られる結果も異なる(図 1)．したがって，あらかじめ測定目的

[*1] Ryotaro TODA，〒734-8553　広島市南区霞 1-2-3　広島大学大学院医歯薬学総合研究科総合健康科学部門視覚病態学，助教
[*2] Taiichiro CHIKAMA，同，准教授

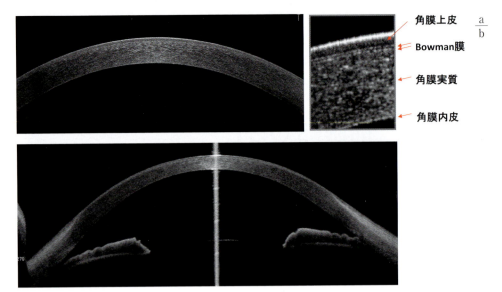

図 1. SD-OCT である RTVue-100(a) と SS-OCT である CASIA(b) の断層像
SD-OCT は，解像度が高く，拡大すると角膜の層構造が確認できるが，撮影範囲は狭い．SS-OCT は，解像度はやや劣るが，撮影範囲が広い．

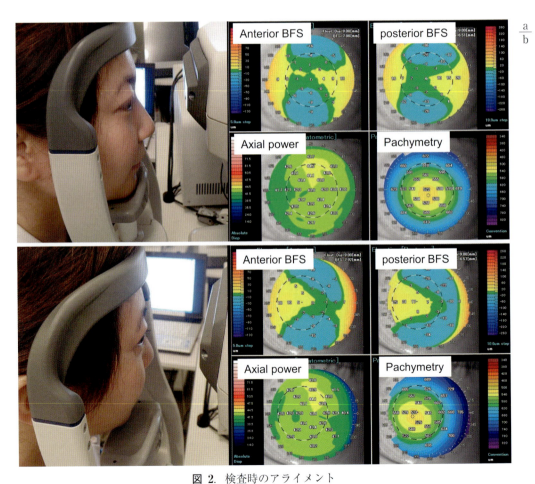

図 2. 検査時のアライメント
a は正しいアライメントで撮影された角膜形状解析結果である．b は間違ったアライメントで撮影され，基準点が角膜頂点とずれた結果，角膜中央が偏心している．

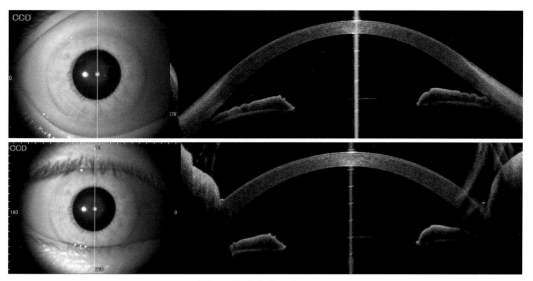

図 3. 開瞼状態のチェック
a/b　aは十分な開瞼が得られており，隅角まで撮影できているが，bでは開瞼が不十分なため隅角が見えない．検査時には，CCD画像を参照しながら行うとよい．

を明確にしておくことが重要である．本稿では，SS-OCT として CASIA および CASIA2（トーメーコーポレーション），SD-OCT として RTVue-100（Optvue 社）を例に解説する．

検査を行ううえでの注意点

OCT は非接触式検査で，測定時間が短く，測定光は近赤外線なので検査時のまぶしさが少なく，小児から高齢者まで幅広い年代に検査が可能である．正しい検査を行うには，前眼部 OCT は角膜の断層像がアーチ状に取得されるが，緑内障や網膜疾患の OCT と異なり視神経や黄斑などの指標がなく，必ずしも前回撮影時と同部位が検査できているとは限らないので，基準点が角膜頂点にあるか否かを確認するアライメントチェック（図2），複数回の検査によるデータの再現性のチェック，開瞼状態のチェックが大変重要である．開瞼が不十分だと縦方向の画像所得が不十分になるが，過度に開瞼しようとして眼球を圧迫してしまうと角膜の形状が変化してしまうため，開瞼の仕方にも注意を払う（図3）．また，OCT は暗室に設置されている場合が多く，角膜移植後などの検査時は，眼球がヘッドレストやあご台に衝突しないようガイドして外傷に注意する．

検査の実際

1．角膜疾患

OCT で角膜疾患を観察すると，病変の菲薄化や浮腫，虹彩癒着の有無などを角膜混濁部位であっても可視化できる．また，高倍率で観察すると上皮と実質を分離して観察でき（図4），病態の理解に役立つ．また角膜厚，実質境界面の計測は，円錐角膜の診断[3]，深層層状角膜移植術[4]，角膜内皮移植術[5]，エキシマレーザー治療的角膜切除術[6]で利用されている．また，深層層状角膜移植や角膜内皮移植などの角膜パーツ移植では，移植片と母角膜の Descemet 膜や残存実質との関係，角膜内皮移植術での移植片の形状や位置[7]の観察が行われている．また全層角膜移植では，母角膜移植片の接合部の状態や虹彩前癒着，隅角の評価（図5）に使用される．涙液メニスカスの観察[8]（図6）や角膜上皮と上皮下組織の層構造を詳細に評価できるため，続発性角膜アミロイドーシス（図7）などでは，術前に前眼部 OCT で評価しておくと沈着の局在や切除量の検討ができ，前眼部 OCT を手術ガイドとして利用することで安全かつ比較的容易に行える．

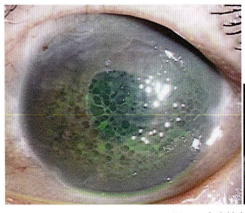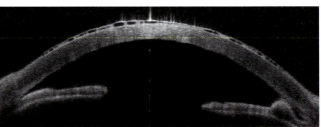

図 4. 水疱性角膜症の SS-OCT による断面像
角膜上皮と角膜実質の境界が観察でき，上皮下水疱，Descemet 膜皺襞，下方には周辺虹彩前癒着がみられる．

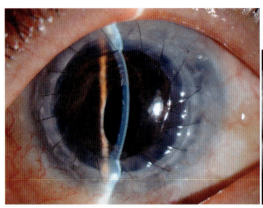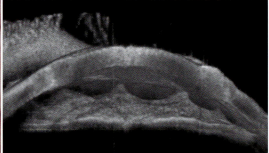

図 5. 全層角膜移植後の SS-OCT による 3D-Gonioscopic view
症例は全層角膜移植後で，移植片は透明だが母角膜の周辺部の混濁があり細隙灯顕微鏡では虹彩前癒着の有無がわかりにくいが，OCT で 3 次元立体構築すると隅角鏡検査様の所見が取得でき，周辺虹彩前癒着がみられ，動画としても表示できる．

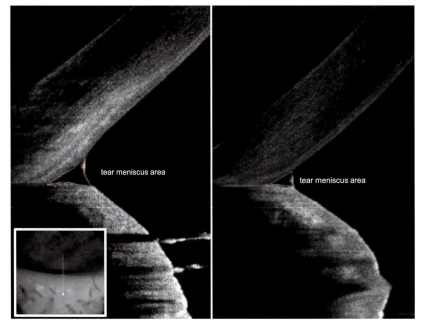

a｜b

図 6.
SD-OCT による下眼瞼中央で撮影した涙液メニスカス所見 tear meniscus area を比較すると，正常眼(a)は 0.05 mm^2 であるのに対して，ドライアイ症例(b)は 0.01 mm^2 に低下している．

2. 緑内障

緑内障でOCTを使用するメリットは，隅角の評価が隅角鏡に比較し非接触で，定量化できる点である．基本の検査は隅角鏡であるが，慣れを要し，開大度の評価は主観的である．SS-OCTでは，3次元解析が可能なため閉塞隅角の程度や隅角検査に類似した画像が取得でき，手術前後の定量的評価(図8)や全層角膜移植後早期で隅角鏡検査をためらう場合に有用である．また，緑内障手術術後に濾過胞の内部構造の評価や機能の推定も可能である(図9)[9]．欠点は，隅角鏡と比較し，隅角色素の評価や圧迫検査ができないこと，超音波生体顕微鏡と比較し毛様体裏面の描出ができないことである．

3. 白内障

CASIAでは，角膜前面から水晶体前，後面，前部硝子体まで一度に撮影できる．手術前後で切開創の断層像と角膜厚を比較すれば，自己閉鎖創の客観的評価と定量化が行える．また眼内レンズ挿入後の偏心や傾斜なども計測できるため眼内レンズの光学的特性をより詳細に解析できる可能性がある(図10)．

おわりに

OCTは，短時間に多くの情報を得ることができ，前眼部疾患の診断と重症度の定量化だけでなく，手術計画や手術後評価に有用な装置であると考える．また，非接触で操作性が良くコメディカルでも検査が行えるが，検査結果が治療方針に直結しており，事前に検査目的や撮影部位を診察医と検査員の間で確認することが重要である．

文献

1) Izatt JA, Hee MR, Swanson EA, et al：Micrometer-scale resolution imaging of the anterior eye in vivo with optical coherence tomography. Arch ophthalmol, **112**：1584-1589, 1994.
2) Maeda N：Optical coherence tomography for corneal diseases. Eye Contact Lens, **36**：254-259,

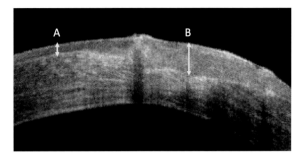

図7．続発性角膜アミロイドーシスにおけるSD-OCT所見

正常の上皮(A)と比較し病変(B)は，高輝度で菲薄化した実質の上に観察され，ボーマン層は破壊され実質との境界が明瞭である．沈着病変の最深度は150 μmで，正常角膜上皮50 μm(A)の約3倍の深さであることがわかる．切除する際は，OCT所見をガイドとして使用することで容易かつ安全に行える．

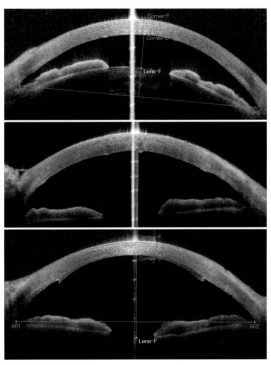

a / b / c 図8．閉塞隅角緑内障に水疱性角膜症を合併した症例に対する白内障手術前後のSS-OCTによる断層像

手術前(a)は水晶体厚が増加し虹彩が前方に弯曲し，Descemet膜皺襞もみられた．前房深度は1.5 mmだったが，水晶体再建手術を行い虹彩の前方弯曲が改善し前房深度は3.7 mmに拡大し(b)，最終的に角膜内皮移植を行った(c)．

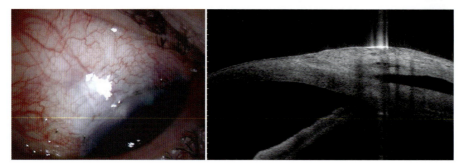

図 9. 線維柱帯切除後の SS-OCT 所見
濾過胞の厚みや内部構造が観察できる.

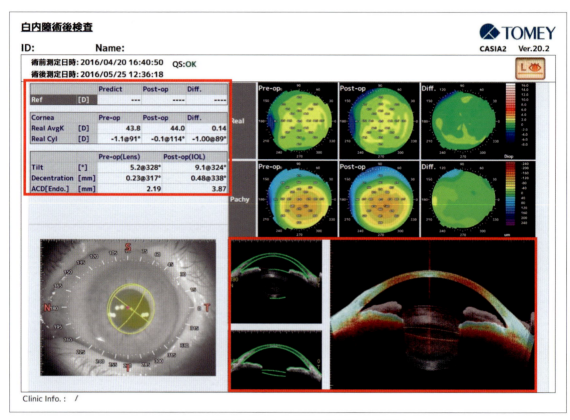

図 10. CASIA2 による白内障手術評価プログラム
CASIA2 では深さ方向の感度が向上し,水晶体前後面,前部硝子体の一部まで一度に検出可能になった.上段赤枠には,角膜全屈折力や角膜乱視の手術前後の評価や水晶体,眼内レンズの傾斜,前房深度の変化などが算出される.また,下方赤枠には手術前の水晶体断層像と手術後の眼内レンズの固定状態が確認できる.

3) Li Y, Meisler DM, Tang M, et al：keratoconus diagnosis with optical coherence tomography pachymetry mapping. Ophthalmology, **115**：2159-2166, 2008.
4) Lim LS, Aung HT, Aung T, et al：Corneal imaging with anterior segment optical coherence tomography for lamellar keratoplasty procedures. Am j Ophthalmol, **145**：81-90, 2008.
5) Kymionis GD, Suh LH, Duboby SR, et al：Diagnosis of residual descemets membrane after Descemets stripping endothelial keratoplasty with anterior segment optical coherence tomography. J Cataract Refract Surg, **32**：1827-1835,

2006.
6) Miura M, Mori H, Watanabe Y, et al：Three dimensional optical coherence tomograpfy of granular corneal dystrophy. Cornea, **26**：373-374, 2007.
7) Higashiura R, Maeda N, Nakagawa T, et al：Corneal topographic analysis by 3-dimensional anterior segment optical coherence tomography after endothelial keratoplasty. Invest Opthalmol Vis Sci, **53**：3286-3295, 2012.
8) Czajkowski G, Kaluzny BJ, Laudencka A, et al：Tear meniscus measurement by spectral domein optical coherence tomography. Optom Vis, **89**：336-342, 2012.
9) Kawana K, Kiuchi T, Yasuno Y, et al：Evaluation of trabeculectomy blebs using 3-dimensional cornea and anterior segment optical coherence tomography. Opthlmology, **116**：848-855, 2009.

特集／見えるわかる 細隙灯顕微鏡検査

スペキュラーマイクロスコープ

羽藤 晋*

Key Words : 滴状角膜 (guttata cornea)，角膜内皮細胞密度 (cell density : CD)，平均細胞面積 (mean cellular volume : MCV)，変動係数 (coefficient variation : CV)，六角形細胞出現率 (percentage of hexagonal cells)

Abstract : スペキュラーマイクロスコープは，鏡面反射の原理を用いて，主に角膜内皮を観察する顕微鏡検査機器である．角膜内皮細胞の密度という「量」的観点と，形態異常の割合という「質」的観点から，角膜内皮の機能を評価することができる．異常所見の代表例として，Fuchs角膜内皮変性症において観察される，大きく斑上に散在する dark area が挙げられる．重要な定量的パラメーターとして，角膜内皮細胞密度 (CD)，平均細胞面積 (MCV)，変動係数 (CV)，六角形細胞出現率が挙げられる．CD, MCV は角膜内皮細胞の「量」を，CV, 六角形細胞出現率は「質」を評価しているといえる．角膜内皮細胞密度が，およそ 300〜700 cells/mm^2 以下にまで低下すると，角膜浮腫をきたす可能性が高い．白内障手術等の内眼手術前に，術後の水疱性角膜症発症のリスク評価として極めて重要な検査である．

検査の目的

角膜内皮は角膜の最内層に位置する単層の細胞層である．角膜内皮細胞の重要な役割は角膜の含水率を一定に保ち透明性を維持することにあり，これはイオン能動輸送によるポンプ機能と，細胞間接着分子から成るバリアー機能に担われている．また，ヒトでは角膜内皮細胞の増殖能が極めて乏しく，角膜内皮細胞がなんらかの影響で障害された場合，内皮細胞の増殖ではなく障害部周囲の内皮細胞の拡大，伸展により代償されるという特徴がある．角膜内皮細胞の密度という「量」的観点と，形態異常の割合という「質」的観点から，組織としての角膜内皮の機能を推測するのがスペキュラーマイクロスコピーである．

検査対象

現在は，①眼内手術，角膜手術の前後，②円錐角膜または水疱性角膜症の角膜状態の評価，が保険算定で認められているが，その他，③滴状角膜，Fuchs 角膜内皮変性症などの角膜内皮疾患，④アルゴンレーザー虹彩切開術後，⑤ぶどう膜炎，外傷後，⑥コンタクトレンズ装用者，などの患者の角膜内皮の評価にも有用である．

検査法および検査原理

1．測定原理

スペキュラーマイクロスコピーとは，鏡面反射の原理を用いて，主に角膜内皮を観察する顕微鏡検査である．原理的には，角膜内皮面だけでなく，角膜上皮の観察も可能なはずであるが，画像解像度の点および臨床面で最も検査としての意義が高いという点から，現在臨床の現場で使われている

---

* Shin HATO, 〒160-8582 東京都新宿区信濃町 35 慶應義塾大学医学部眼科学教室，特任講師

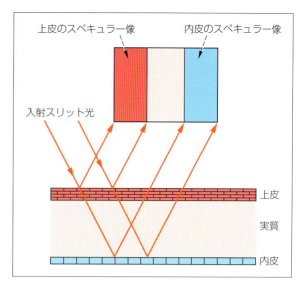

図 1.
スペキュラーマイクロスコピー撮影原理の概念図
臨床で用いられる機器では角膜内皮像のみを取得するようにデザインされている.

スペキュラーマイクロスコープは角膜内皮面の観察用にデザインされている(図1). 1918年にVogtがこの原理を用いて初めて角膜内皮面の観察を行い, 1968年になってMauriceが最初のスペキュラーマイクロスコープの試作機を発表したとされる[1]. その後, Laing, Bourne, Kaufmanらによって改良がなされ[1], 今日のように日常診療で角膜内皮の写真が, 非接触・非侵襲的・容易に撮影できるようになり, 広く普及している.

2. 機器の構造

図1に示すように, 鏡面反射の原理を用いて, 入射スリット光が角膜内皮面と前房水との境界で反射し, その像をとらえて撮影する構造になっている. 鏡面反射で観察する際, スリット光の幅が広いと実質や上皮からの散乱光が強くなってしまい, 角膜内皮のコントラストが低下して観察しにくくなってしまう. そのため, 初期のスペキュラーマイクロスコピーでは, 狭いスリット光を用いて撮影されていた. この方式では内皮面の撮影範囲が狭くなってしまい, 初期のころのスペキュラーマイクロスコピーによる解析はせいぜい角膜内皮細胞密度くらいに限られていた[2]. 最近は光の干渉を抑え解像度を上げる技術の進歩とともにスリット光の幅も広がり, より広範囲の角膜内皮面の観察が可能となったため, 解析できるパラメーターも増えている.

検査手順

以前のスペキュラーマイクロスコピーは接触型であったため, 接触レンズの手入れと患者への点眼麻酔, スコピゾルの使用, マニュアルでのピント合わせが必要であった. 現在では非接触型が主流となっており, ほとんどの場合は患者の顔と眼位を固定すれば自動的に撮影が可能である. また, 多くの機種では, うまく撮影できない場合にマニュアルモードで撮影を行うことも可能である.

検査データの読み方と解釈

1. 正常所見

スペキュラーマイクロスコピーでの正常角膜内皮所見を図2に示す. 時おりスペキュラーマイクロスコピーの写真で片側に黒いバンドが現れたり, その反対側の輝度が高かったりするが, 黒いバンドは角膜内皮と前房水との境界面によるものであり, 輝度の高い部分は実質と角膜内皮の境界面の散乱光によるものである. スリット光での鏡面反射という観察方法上, 特に狭いスリット光で起こりやすい現象である(図2-b)[1].

2. 異常所見の読み方

スペキュラーマイクロスコピーでの角膜内皮所見では, さまざまな形状の黒い陰影がみられることがあり, こうした構造物は生理的なものもあれば病的なものもある. 図3-aのように内皮細胞内にごく小さく境界のはっきりした黒点がみられる

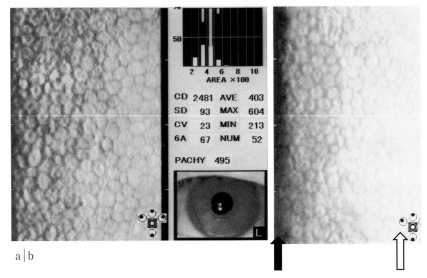

図 2. スペキュラーマイクロスコピー撮影像
a:正常角膜内皮スペキュラーマイクロスコピー像所見
b:このスペキュラーマイクロスコピー像も正常であるが,撮影条件によっては片側に暗いバンドが出現し(黒矢印),もう片側の輝度が高くなる(白矢印).

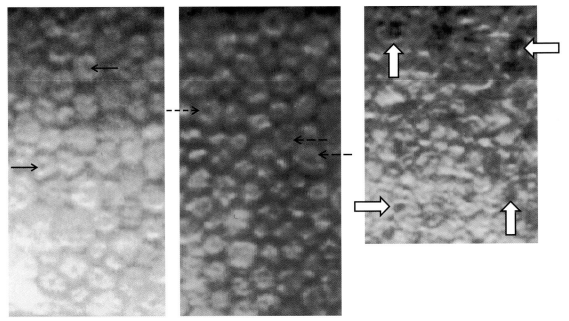

図 3. スペキュラーマイクロスコピーのさまざまな所見
a:角膜内皮細胞内の微絨毛と思われる黒点(黒矢印)
b:角膜内皮細胞内の,aよりもう少し大きく境界のぼんやりした暗い構造物(破線矢印).
　内皮細胞内の空胞かblebと思われる.
c:内皮の細胞と細胞との間隙にみられる暗い構造物(白矢印).侵入した白血球と思われる.

ことがあるが,これは内皮細胞の微絨毛を表しているといわれ,生理的な所見である[1].内皮細胞内にもう少し大きく境界のぼんやりした黒点がみられる場合もあるが,これらは内皮細胞内の空胞やblebによる膨隆を表しているといわれている(図3-b)[1].虹彩炎の既往のある症例などで,細胞と細胞の間隙に,サイズの小さい暗い構造物がみられる場合もあるが,これらは浸潤した白血球と

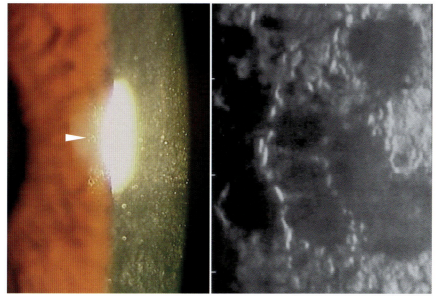

a|b　　　図 4. Fuchs 角膜内皮変性症
細隙灯顕微鏡検査の鏡面反射法で観察した，Fuchs 角膜内皮変性症の guttata cornea（a：白矢頭）と，スペキュラーマイクロスコピーで観察される dark area（b）

考えられている（図 3-c）[3]．こうした構造物と異なり，Fuchs 角膜内皮変性症における滴状角膜（guttata cornea）では大きく斑上に散在する dark area として観察される（図 4）．

3．異常値とその解釈

注意しなければならないのは，これまでの一般的なスペキュラーマイクロスコピーで得られる画像は角膜内皮全体のうちごく一部，そしてほとんどの場合角膜中央部にすぎず，少ないサンプルから全体を推測しているということである．より詳細に評価したい場合は，上下左右に振って撮影したり，経時的な経過を追ったりする工夫が有用である．最新型のスペキュラーマイクロスコープでは，より広範囲を撮影できるもの，中心部だけでなく傍周辺部数か所を同時撮影できるもの，あるいは狙った任意の箇所を撮影できるもの等々が各メーカーから販売されている．

パラメーターとして臨床で用いられる主なものについて以下に概説しておく．

a）角膜内皮細胞密度（cell density：CD），平均細胞面積（mean cellular volume：MCV）

角膜内皮を内皮細胞数という「量」的観点から評価するパラメーターである．単位面積あたり，密度が減れば当然ながら個々の細胞の面積は増えるという逆数の関係になっている．角膜内皮細胞密度は出生時において 5,500 cells/mm^2 以上あるが，生後 1～2 歳までの間に，眼球の成長に伴う角膜径の増加とともに細胞密度は急激に減少する．3～4 歳以降からは減少率はゆるやかになり，健常者でおおむね 0.56%/year 程度の減少率で年齢とともに漸減するといわれている[4]．図 5 に慶應義塾大学病院を含めた多施設共同研究で，眼科外来を受診した正常角膜症例（1,971 例）の年齢-角膜内皮細胞密度の散布図を示す．この散布図から数理計算を用いて導き出される理論上の内皮細胞密度減少率は平均 0.44%/year であり，ほとんどの症例で内皮細胞密度減少率は 2.0%/year 以下におさまるということが示され[5]，いままでの報告を裏付けるものであった．この図をみてもわかるように，成人健常者の内皮細胞密度はおおむね 2,000～3,500 cells/mm^2 くらいの幅がある．

b）変動係数（coefficient variation：CV）

正常機能を有する角膜内皮細胞は総じて均一なサイズと形状を有している．角膜内皮細胞になんらかのストレスが加わると，サイズの恒常性維持

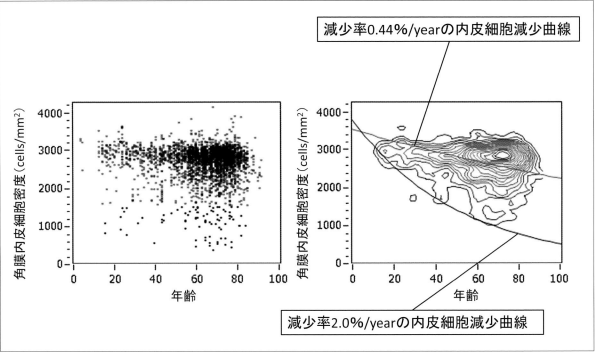

図 5. 角膜正常者の年齢-角膜内皮細胞密度散布図(文献5より許可を得て転載)
1,971例の角膜正常所見患者における，年齢と，スペキュラーマイクロスコピーで計測した角膜内皮細胞密度との散布図(左図)と，この分布を等高線で表示したもの(右図)．曲線は数理処理により導かれた角膜内皮細胞減少曲線である．分布の平均の角膜内皮細胞減少率は約0.44%/yearと計算された．また，ほとんどの症例が角膜内皮細胞減少率2.0%以下の範囲におさまる(2.0%減少曲線よりも上に位置する)ことが示された．

ができなくなり，あるいは細胞骨格の異常を生じるため，細胞の大きさと形状は不均一さを呈してくる[2]．変動係数(coefficient variation：CV)とは統計学的用語でCV=(標準偏差)/(平均)であり，スペキュラーマイクロスコピーの場合「角膜内皮細胞面積の標準偏差」を「内皮細胞面積の平均値」で割ったものである．正常の角膜内皮での変動係数は約0.25である．変動係数の上昇は細胞サイズのばらつきが多いことを意味し，polymegathismと表現される[1,2]．変動係数は角膜内皮細胞の「質」の観点から評価するパラメーターであり，細胞数の減少が大きくない時期でも変動係数の増大として角膜内皮障害の存在の可能性を示すことがある．

c）六角形細胞出現率(percentage of hexagonal cells)

これも角膜内皮細胞の「質」的観点から評価するパラメーターである．角膜内皮細胞は安定した状態では六角形の形状でモザイク状に配列している．六角形細胞出現率の減少は，角膜内皮にストレスが加わる，あるいは脱落した細胞が増えることによって，変形した角膜内皮細胞が増えてきていることを意味し，pleomorphismと表現される[1,2]．スペキュラーマイクロスコープの機種によって"HEX"あるいは"6A"などと表示される．健常な角膜では六角形細胞出現率は55%以上あることが多く，特に健常若年者では70〜80%程度である[2]．

以上に述べたパラメーターを臨床の場面でうまく活用するには，目的によって使い分けるのがよいと思う．スペキュラーマイクロスコピーが臨床の場面で一番多く活躍する場面は，まずなんといっても内眼手術の術前検査であろう．この場合，手術侵襲によって角膜内皮細胞数が減少したときに，水疱性角膜症に至らないかどうか，のリスクを予測し評価するのが目的なので，角膜内皮細胞密度が一番重要な観点となる．角膜浮腫をきたす角膜内皮細胞密度には症例によってかなりのばら

つきがあるが,おおよそ 300～700 cells/mm²以下である[1].症例の年齢の影響も大きいが,行おうとする内眼手術による角膜内皮細胞数の減少率が0～30%と仮定すると,術後の水疱性角膜症を避けるには,少なくとも術前の角膜内皮細胞密度は1,000～1,200 cells/mm²くらいほしいところである[1].これ以下であれば,術後に水疱性角膜症に至る可能性があることを,術前に患者によく説明しておくべきである.術前検査をさらに慎重に行いたい場合は,変動係数と六角形細胞出現率にも注意を払うとよい.変動係数0.4以上,あるいは六角形細胞出現率50%以下は,内眼手術による内皮細胞数減少が高くなるリスクがあるとされる[1].

次に,疾患を有する角膜の経過観察としてもスペキュラーマイクロスコピーは重要な検査である.この場合も将来的に水疱性角膜症に至る可能性を見極めたいので,角膜内皮細胞密度の変化を経時的に追跡することが重要な観点である.正常者の角膜内皮細胞減少率は0.4～0.6%/year程度だが,たとえばFuchs角膜内皮変性症では約3%/year以上の割合で減少していくと考えられる[5].また,たとえば虹彩炎や緑内障のレーザー虹彩切開術後の患者の経過観察などで,内皮細胞密度が正常な場合でも,変動係数と六角形細胞出現率の変化や,内皮面の白血球細胞浸潤の所見などに注意することはとても有用で,変化がみられる患者には,たとえば虹彩炎の治療を強化する,コンタクトレンズ装用者であれば装用を控えさせる,などといった,きめ細やかな対処をするのに活用できる.

最後に,忘れてはならないのは,健常者でコンタクトレンズ装用者の経過観察にもスペキュラーマイクロスコピーは有用であることである.この場合,対象となるのはもともと健常者であり予防医学的側面が強い(現在のところ保険収斂はされていない).変動係数と六角細胞出現率は,角膜内皮のストレスに対し,早期でも鋭敏に反応するパラメーターである.コンタクトレンズの長期装用者に対して,内皮細胞密度が正常でも変動係数と六角細胞出現率の変化に注意し,subclinicalな変化を見逃さず,適切な装用指導に活用したい.

文献

1) Benetz BA, Yee R, Bidros M, et al：Specular microscopy. Cornea 3rd ed(Krachmer JH, Mannis MJ, Holland EJ, eds), Elsevier Mosby, London, pp. 177-203, 2011.
   Summary 本項目に限らず,角膜疾患の病態・診断・治療に関して広く網羅したstandardな教科書.

2) Edelhauser HF, Ubels JL：Cornea and sclera. Adler's Physiology of the Eye 10th ed(Kaufman PL, Aim A, eds), Elsevier Mosby, London, pp. 47-116, 2002.

3) Koester C：Comparison of optical sectioning methods. The scanning slit confocal microscope. The handbook of biological confocal microscopy (Pawley J, ed), IMR Press, Madison, pp. 189-194, 1989.

4) Murphy C, Alvarado J, Juster R, et al：Prenatal and postnatal cellularity of the human corneal endothelium. A quantitative histologic study. Invest Ophthalmol Vis Sci, **25**：312-322, 1984.

5) Hatou S, Shimmura S, Tsubota K, et al：Mathematical projection model of visual loss due to Fuchs corneal dystrophy. Invest Ophthalmol Vis Sci, **52**：7888-7893, 2011.

ピン・ボード

第5回日本眼形成再建外科学会学術集会

会　期：平成29年6月3日(土)～4日(日)
会　長：鈴木　亨(鈴木眼科クリニック)
会　場：北九州国際会議場
　　　　〒802-0001 北九州市小倉北区浅野3-9-30
　　　　Tel：093-541-5931
演題募集：申し込み期間は平成28年12月1日(木)～平成29年3月17日(金)まで．学会ホームページ掲載の募集要項をご確認のうえ，メールにてお申し込みください．
会　費：会員の医師・企業社員：(事前)8,000円
　　　　　　　　　　　　　　　 (当日)10,000円
　　　非会員の医師・企業社員：(事前)10,000円
　　　　　　　　　　　　　　　 (当日)12,000円
　　　医療機関の非医師職員：(事前)2,000円
　　　　　　　　　　　　　　 (当日)3,000円
　　　学生，研修医：無料
　　　懇親会費：(事前)6,000円，(当日)8,000円
　　　事前参加登録の締め切り：平成29年5月12日(金)
　　　尚，事前参加登録はオンラインでのクレジットカード決済のみとなります．

事前登録は学会ホームページよりお願いいたします
(https://www.jsoprs.jp/)

内容(予定)：
シンポジウム：①眼瞼下垂の術式バリエーション
　　　　　　　②抗凝固治療中の患者の手術
　　　　　　　③アジアの涙嚢鼻腔吻合術鼻内法
特別講演：「甲状腺眼症の治療」
　　　　柿﨑裕彦(愛知医科大学病院眼形成・眼窩・涙道外科)
ランチョンセミナー：コーンビームCT
市民公開講座：瞼の美容形成とアンチエイジング(仮)

当日はクールビズを奨励しておりますので，ノーネクタイでご来場ください．

事務局：
　　第5回日本眼形成再建外科学会学術集会事務局(鈴木眼科クリニック内)
連絡先：
　　株式会社オービット
　　TEL 093-616-1417　FAX 093-616-1418
　　E-Mail：jsoprs5@gmail.com

PEPARS 大ヒット増大号！

眼瞼の美容外科 手術手技アトラス

No. 87 2014年3月増大号　編集／蘇春堂形成外科院長　野平久仁彦

- 埋没式重瞼術：皮膚瞼板固定法／Multiple knot 法
- 切開式重瞼術：挙筋腱膜前転を加えた皮膚瞼板固定法／切開式重瞼術は結果の予測が困難／皮膚切除を伴う切開式重瞼術
- 上眼瞼形成術：重瞼線アプローチ／眉毛下切開と重瞼ラインからのアプローチを併用した上眼瞼の blepharoplasty：術式と適応／眉毛下アプローチ／拡大眉毛下皮膚切除術
- 眼瞼下垂症手術：開瞼抵抗を処理する眼瞼下垂症手術／挙筋腱膜前転法
- 内眼角形成術：Z 形成による控えめな切開／Z 形成
- 下眼瞼形成術：私の行っている下眼瞼形成術—眼輪筋オーバーラップ法による tear trough deformity の修正—／経結膜的眼窩脂肪移動術による下眼瞼形成術／経結膜脱脂と脂肪注入の組み合わせによる下眼瞼形成術

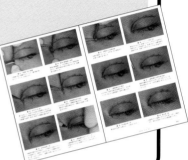

516 枚の写真・シェーマが物語るこの説得力—

眼瞼の美容外科のエキスパートが コマ送りの写真で手術を解説！

眼瞼の退行性疾患に対する 眼形成外科手術

No. 51 2011年3月増大号

編集／日本医科大学武蔵小杉病院形成外科教授　村上正洋
　　　東邦大学医療センター大橋病院眼科准教授　矢部比呂夫

大ヒットにつき、増刷しました！ぜひ手におとりください！！

- Ⅰ．上眼瞼の退行性（加齢性）疾患
- 1）眼瞼下垂症：挙筋腱膜（levator aponeurosis）の利用を主体とした眼瞼下垂症手術／結膜円蓋部ミュラー筋の利用を主体とした眼瞼下垂症手術／挙筋腱膜とミュラー筋の両方を利用した眼瞼下垂症手術／眼窩隔膜を利用した眼瞼下垂症手術／眼瞼下垂症における前頭筋吊り上げ術
- 2）皮膚弛緩症：退行性上眼瞼皮膚弛緩症に対する眉毛下皮膚切除術／重瞼部皮膚切除法／うわまぶたのたるみを主訴とする症例に対する眉毛挙上術—退行性皮膚弛緩症に対する眉毛挙上術—
- Ⅱ．下眼瞼の退行性（加齢性）変化
- 1）内反症：Hotz 法を主体とした内反症手術／眼輪筋短縮術を主体とした内反症手術／Lower eyelid retractors' advancement による下眼瞼内反症手術／牽引筋腱膜縫着術と眼輪筋短縮術を併用した下眼瞼内反症手術
- 2）外反症：Lateral canthoplasty による下眼瞼外反症手術／瞼板短縮術による外反症手術／軟骨移植による外反症手術
- Ⅲ．退行性（加齢性）眼瞼疾患の手術における注意事項
- 眼瞼手術におけるエステティックマインド／オキュラーサーフェスからみた注意点／眼瞼・眼窩周囲組織に対する手術時の注意点

各号定価 5,000 円＋税

お求めはお近くの書店または弊社ホームページ（http://www.zenniti.com）まで！

（株）全日本病院出版会　〒113-0033　東京都文京区本郷 3-16-4　TEL：03-5689-5989　FAX：03-5689-8030

FAX 専用注文書 眼科1612　　　　年　月　日

○印	雑誌・書籍名	定価(税込)	冊数
	MB OCULISTA　年間定期購読お申し込み（送料弊社負担） 2017年1月号〜12月号（計12冊）	41,040円	
	2017年__月号〜12月号（定期購読を開始する号数をご記入ください）		
	MB OCULISTA バックナンバー（お求めの号数と冊数をご記入ください） No.		
	形成外科月刊誌 PEPARS（ペパーズ）　年間定期購読お申し込み（送料弊社負担） 2017年1月号〜12月号（計12冊）	41,256円	
	2017年__月号〜12月号（定期購読を開始する号数をご記入ください）		
	PEPARS バックナンバー（お求めの号数と冊数をご記入ください） No.		
	カラーアトラス 爪の診療実践ガイド 新刊	7,776円	
	みみ・はな・のど感染症への上手な抗菌薬の使い方	5,616円	
	創傷治癒コンセンサスドキュメント―手術手技から周術期管理まで―	4,320円	
	医療・看護・介護で役立つ嚥下治療エッセンスノート	3,564円	
	スキルアップ！ニキビ治療実践マニュアル	5,616円	
	快適な眠りのための睡眠習慣セルフチェックノート	1,944円	
	超アトラス眼瞼手術―眼科・形成外科の考えるポイント―	10,584円	
	実践アトラス 美容外科注入治療	8,100円	
	イチから知りたいアレルギー診療	5,400円	
	医療・看護・介護のための睡眠検定ハンドブック	3,240円	
	イチからはじめる 美容医療機器の理論と実践	6,480円	
	"知りたい"めまい "知っておきたい"めまい薬物治療	4,860円	
	実地医家のための甲状腺疾患診療の手引き	7,020円	
	アトラス きずのきれいな治し方 改訂第二版	5,400円	

お名前　フリガナ　　　　　　　　　　　　㊞　　診療科

ご送付先　〒　－　　□自宅　□お勤め先

電話番号　　　　　　　　　　　　　　　□自宅　□お勤め先

バックナンバー・書籍合計 5,000円以上のご注文は代金引換発送になります

―お問い合わせ先―
㈱全日本病院出版会営業部
電話 03(5689)5989　　　FAX 03(5689)8030

Monthly Book OCULISTA

バックナンバー一覧

2017.1. 現在

2013 年
- No. 1 眼科 CT・MRI 診断実践マニュアル
  編集企画／後藤　浩
- No. 2 こう活かそう！OCT
  編集企画／飯田知弘
- No. 3 光凝固療法実践マニュアル
  編集企画／小椋祐一郎
- No. 4 再考！近視メカニズム
  ―実臨床のために―
  編集企画／不二門　尚
- No. 5 ぶどう膜炎外来診療
  編集企画／竹内　大
- No. 6 網膜静脈閉塞症の診療マニュアル
  編集企画／佐藤幸裕
- No. 7 角結膜感染症の外来診療
  編集企画／近間泰一郎
- No. 8 糖尿病網膜症の診療
  編集企画／北野滋彦
- No. 9 緑内障性視神経症の診断
  編集企画／富田剛司

2014 年
- No. 10 黄斑円孔・上膜の病態と治療
  編集企画／門之園一明
- No. 11 視野検査 update
  編集企画／松本長太
- No. 12 眼形成のコツ
  編集企画／矢部比呂夫
- No. 13 視神経症のよりよい診療
  編集企画／三村　治
- No. 14 最新 コンタクトレンズ処方の実際と注意点
  編集企画／前田直之
- No. 15 これから始める ロービジョン外来ポイントアドバイス
  編集企画／佐渡一成・仲泊　聡
- No. 16 結膜・前眼部小手術 徹底ガイド
  編集企画／志和利彦・小早川信一郎
- No. 17 高齢者の緑内障診療のポイント
  編集企画／山本哲也
- No. 18 Up to date 加齢黄斑変性
  編集企画／髙橋寛二
- No. 19 眼科外来標準検査 実践マニュアル
  編集企画／白木邦彦
- No. 20 網膜電図（ERG）を使いこなす
  編集企画／山本修一
- No. 21 屈折矯正 newest
  ―保存療法と手術の比較―
  編集企画／根岸一乃

2015 年
- No. 22 眼症状から探る症候群
  編集企画／村田敏規
- No. 23 ポイント解説 眼鏡処方の実際
  編集企画／長谷部聡
- No. 24 眼科アレルギー診療
  編集企画／福島敦樹
- No. 25 斜視診療のコツ
  編集企画／佐藤美保
- No. 26 角膜移植術の最先端と適応
  編集企画／妹尾　正
- No. 27 流出路再建術の適応と比較
  編集企画／福地健郎
- No. 28 小児眼科診療のコツと注意点
  編集企画／東　範行
- No. 29 乱視の診療 update
  編集企画／林　研
- No. 30 眼科医のための心身医学
  編集企画／若倉雅登
- No. 31 ドライアイの多角的アプローチ
  編集企画／高橋　浩
- No. 32 眼循環と眼病変
  編集企画／池田恒彦
- No. 33 眼内レンズのポイントと合併症対策
  編集企画／清水公也

2016 年
- No. 34 眼底自発蛍光フル活用
  編集企画／安川　力
- No. 35 涙道診療 ABC
  編集企画／宮崎千歌
- No. 36 病的近視の治療 最前線
  編集企画／大野京子
- No. 37 見逃してはいけない ぶどう膜炎の診療ガイド
  編集企画／竹内　大
- No. 38 術後感染症対策マニュアル
  編集企画／鈴木　崇
- No. 39 網膜剥離の診療プラクティス
  編集企画／北岡　隆
- No. 40 発達障害者（児）の眼科診療
  編集企画／田淵昭雄
- No. 41 網膜硝子体疾患の薬物療法
  ―どこまでできるか？―
  編集企画／岡田アナベルあやめ
- No. 42 眼科手術後再発への対応
  編集企画／石井　清
- No. 43 色覚異常の診療ガイド
  編集企画／市川一夫
- No. 44 眼科医のための救急マニュアル
  編集企画／高橋春男
- No. 45 How to 水晶体再建
  編集企画／鈴木久晴

各号の詳細は弊社ホームページでご覧いただけます。
➡ http://www.zenniti.com/

次号予告（2月号）

眼科外来 日帰り手術の実際

編集企画／竹内眼科クリニック院長　竹内　忍

日帰り手術の麻酔と管理…………………	田中　具治
小児疾患の日帰り手術……………………	羅　　錦營
外眼部疾患の日帰り手術…………………	江口秀一郎
涙道疾患の日帰り手術……………………	井上　　康
角膜疾患の日帰り手術……………………	秦　　未稀ほか
白内障の日帰り手術………………………	杉田　　達
緑内障の日帰り手術………………………	桑山　泰明
裂孔原性網膜剝離の日帰り手術…………	田中　住美
日帰り硝子体手術…………………………	堀尾　直市

掲載広告一覧

ジャパン フォーカス株式会社	7
株式会社ニデック	56

編集主幹：村上　晶　順天堂大学教授　　　　No. 46　編集企画：
　　　　　高橋　浩　日本医科大学教授　　　　　　　　山田昌和　杏林大学教授

Monthly Book OCULISTA　No. 46

2017 年 1 月 15 日発行（毎月 15 日発行）
定価は表紙に表示してあります．
Printed in Japan

発行者　　末　定　広　光
発行所　　　株式会社　全日本病院出版会
〒 113-0033　東京都文京区本郷 3 丁目 16 番 4 号 7 階
電話　(03)5689-5989　Fax　(03)5689-8030
郵便振替口座 00160-9-58753

印刷・製本　三報社印刷株式会社　　電話　(03)3637-0005
広告取扱店　㈱メディカルブレーン　　電話　(03)3814-5980

Ⓒ ZEN・NIHONBYOIN・SHUPPANKAI, 2017

・本誌に掲載する著作物の複製権・翻訳権・上映権・譲渡権・公衆送信権（送信可能化権を含む）は株式会社全日本病院出版会が保有します．
・JCOPY ＜（社）出版者著作権管理機構　委託出版物＞
本誌の無断複写は著作権法上での例外を除き禁じられています．複写される場合は，そのつど事前に，（社）出版者著作権管理機構（電話 03-3513-6969，FAX 03-3513-6979，e-mail: info@jcopy.or.jp）の許諾を得てください．
・本誌をスキャン，デジタルデータ化することは複製に当たり，著作権法上の例外を除き違法です．代行業者等の第三者に依頼して同行為をすることも認められておりません．